やさしくわかる！
愛着障害

理解を深め、支援の基本を押さえる

米澤好史 著

ほんの森出版

やさしくわかる！
愛着障害
理解を深め、支援の基本を押さえる

も・く・じ

やさしくわかる！
愛着障害
理解を深め、支援の基本を押さえる

もくじ

プロローグ

まずは15分でわかる！愛着障害の理解と支援

増えている「気になるこども」

近年、教育・保育・福祉・育児の現場で、さまざまな行動の問題があり、その対応、支援、指導に困難を極める「気になるこども」が増えています。

「言うことを聞かないのに、文句や要求ばかりする」

「今までやってきた対応・指導ではうまくいかない」

「してはいけないことを注意すると、余計その行動の問題が増える」

「激しい暴力行為が突然起き、抑えても収まらない」

などなど、教師も保護者も困っている現状があります。

★愛着障害・愛着の問題を抱えるこども

こうしたこどもたちを理解する視点に、愛着（アタッチメント）の問題を抱えるこども、愛着障害（ＡＤ）という視点が必要です。愛着の問題は以前から、発達心理学で指摘されてきたのですが、学校園所等の現場で実際に支援にかかわってきた筆者の目から見て、明らかに、愛着障害、愛着の問題を抱えたこどもたちの支援ケースが急激に増えているという実感があります。

愛着とは「特定の人に対する情緒的絆」のことで、こどもにとって、恐怖や不安から守ってくれる「安全基地機能」、そこに行くと落ち着く、ほっとする「安心基地機能」、そこから離れても大丈夫で、離れて行ったことを報告して認めてもらう「探索基地機能」の三つの機能があります。この絆が育っていない問題が、愛着の問題です。

一方で、愛着の問題、愛着障害についての誤解や偏見、タブー視も多く、正しく愛着の問題を理解したこどもへのかかわりが行われていない場合も多いのです。そこで、愛着についての誤解を「愛着（障害）の六つの誤解」としてまとめてみました。

愛着（障害）の六つの誤解

その1：産んだ母親の責任であるという誤解

産んだ母親が必ず愛着形成しなければならないわけではなく、これは、父親や親戚、周囲の大人も含めて、誰かが母親機能を果たしていない問題としてとらえるべきです。

その2：育て方の問題という誤解

愛着は母子相互作用としてとらえられるもので、愛着障害は関係性の障害です。親の育て方だけに問題がある、こどもだけに問題があるというものではなく、その子の特性、特徴と親の育て方が合わない、つまり、相性の問題としてとらえるべきものなのです。

実際、同じ親が同じ育て方で育てたきょうだいの一方でだけ、愛着の問題が起こることも多いのです。

その3：親の養育を受けられない場合や、親から虐待を受けた場合だけに見られる現象という誤解

不適切なかかわりとはいえない親の養育を受けた通常家庭のこどもにも愛着障害、愛着の問題を抱えるこどもが増えており、親御さんも困っているケースが多いです（困っていることを認めない場合も含めて）。

その４：愛着障害、愛着の問題は世代間伝達するという誤解

虐待でもよく指摘されるように、愛着障害のこどもの親も愛着障害である事例に確かによく出会います。しかし、筆者は以前、調査研究から、こうしたケースでは、親の育てられ方だけが影響したのではなく、親が子育てする際に、再度、自分の親（祖父母）から、親としての自分にとって脅威、苦痛と感じられるかかわりがあったことが子育てに悪影響していることを発見しました。

親は自分の親によって二度傷ついているのです。適切な子育て支援の介入があれば、愛着の世代間伝達は防げます。

その５：愛着障害は取り返しがつかない、「もう遅い」という誤解

愛着形成に臨界期があり、生後一歳六か月頃までに形成されないとその後に形成はできないという考え方が以前ありましたが、それは間違いです。今でも、敏感期と言って、こどもが大きくなると鈍感になり、愛着形成・修復が難しいという考え方がありますが、筆者は、多くのこどもでの愛着修復に成功した事例から、それを明確に否定したいと思っています。

誰かが適切な愛着修復のかかわりをしていないからそう見えるだけであって、愛着形成は生涯発達するものなのです。

その6：他者による愛着修復支援が、親との関係を悪化させるという誤解

筆者が実施している愛着修復支援プログラムは、実際の親だけではなく、学校と保育所の先生方に親代わりになっていただいて実施しています。その際、そうした特定の愛着関係を他者と持ってしまうと、家庭にいる親との関係が悪化するのではないかという懸念を持つ人が多いです。これは、愛着形成は、生涯、一人の人とだけ結ぶ絆であるとの誤解からくるものです。

愛着は、肉親、恩師、親友、世話になった人、人生の伴侶等、生涯多くの人と結ぶ関係です。むしろ、直接、親子に働きかける支援は、両者の思いの食い違いの大きさから困難を極めることが多いのですが、そうしたこどもに先に愛着とはどういう関係かを他者との間で正しく経験させることで、かえって親子関係は修復されやすくなるのです（「その人しかだめ」という間違った愛着修復をした場合でのみ失敗します）。

★愛着修復は「いつでも・誰にでも」可能

このような誤解が、愛着の問題に気づいていても、親の責任として放置したり、親の領域には立ち入れないと思って支援できずにきた原因なのです。愛着の問題となると、親が責任を追及され、「育て方が悪い」と非難され、しかも「もうこどもが大きいから手遅れ」と言われ、周りはノータッチ。これで誰がやる気を持ってかかわれるでしょうか？

このような誤解に基づくタブー視を乗り越え、愛着修復は、どの発達段階でも可能である、親

はもちろんのこと（いつでもやり直しできる）、心理専門家による心理療法や医療による治療ではなく、その子に深くかかわるチャンスのある人なら、保育士、教師、指導員等、誰でも可能であるのです。

愛着障害と発達障害の混同・混乱

さらに、現場での問題を複雑化しているのは、愛着障害と発達障害との混同・混乱です。「発達障害との診断があり、研修で学んだ支援方法を実施したが効果がない」「発達障害が疑われたので受診したが、発達障害ではないと診断され、どうしていいか途方にくれている」等の相談も多くいただきます。これは、専門機関や医療機関においてさえも、発達障害と愛着障害の適切な峻別・鑑別アセスメントがされておらず、そのため、支援が混乱しているのです。

一方、愛着障害の診断基準も複数あり、統一されておらず、改訂のたびに変更されたりして、統一的見解に達していないという問題もあります。愛着障害の専門家は世界的にも、そして日本ではなおさらのこと、極めて少ないのが現実です。

愛着障害の見極め方：発達障害との違い

現場において必要なのは、発達障害と混同しやすい愛着障害、愛着の問題を抱えるこどもを見極め、適切な支援をすることです。

実は、現場でこどもの様子をつぶさに見ることが可能な人ほど、正確に愛着の問題を見つけることができます。医療関係者が正しく診断できない原因の一つが、保護者の訴えだけにより、こどもの実態をしっかり観察できていないことにあります。だからこそ、筆者は現場に出かけ、こどもを見せていただくことを大切にしてきました。

発達障害のうち、ＡＤＨＤ（注意欠如多動性障害）は、実行機能、「行動」の問題を持ちます。ＡＳＤ（自閉症スペクトラム障害）は、いろいろな問題を持っていますが、その根本はとらえ方、「認知」の問題です。それに対して、愛着の問題は「感情」の問題であり、外からいちばん見えにくく、かかわる際、つい相手の感情に期待してしまうため、対応、支援にも失敗しやすいのです。

愛着の問題は、感情の問題ですから、本来、こどもの行動だけで見極めることは難しいのですが、低年齢ほど、行動の問題として現れやすい（最近、中学生以上でもわかりやすい行動を示す場合が増えており、こどもがその意味でも幼くなっています）ので、筆者が長年の研究で明らかにしてきた、行動チェックによる愛着の問題発見ポイントを紹介しましょう。

愛着の問題発見チェックリスト

表は愛着の問題発見のためのチェックリストです。少々、解説を加えていきます。

①の「多動」という特徴は、「落ち着きがないか、多動か」だけをチェックしたのでは、発達障

表　愛着の問題発見チェックリスト

①多動	愛着障害＝[ムラ] のある多動／ＡＤＨＤ＝[いつも] 多動／ＡＳＤ＝[居場所感] 喪失時に多動 (月曜日朝多動／週後半多動／午前午後の時間帯や教科、場所による多動)
②モノとの関係	⇒愛着「移行対象」の問題 (モノをさわる／さわりながら歩く／振り回す／なくす／落とす／モノに囲まれる)
③口の問題	(口にモノや指を入れる／モノや身体・衣服を舐める・噛む)
④姿勢・しぐさの問題	(姿勢の崩れ／身体の揺らぎ、触る、動かす／服装の乱れ)
⑤人への接触	⇒脱抑制タイプ（べたーっと抱きつく／まとわりつく／飛びつく／潜り込む／抱きつき攻撃) ⇔抑制タイプ(後ろ・前等の立ち位置による拒否／かかわり拒絶)
⑥床への接触	接触快欲求・包まれる安心感欠如 (靴や靴下を脱ぐ／すり足／寝転ぶ／這い回る／寝技的に蹴る)
⑦危険な行動	高所・投擲・痛さへの鈍感 (高い所に登る／高い所からモノを投げる／飛び降り／窓から出入り／痛がらない)
⑧愛情欲求行動	注目されたい行動［自作自演事件・愛情試し行動・愛情欲求エスカレート現象] (自分で事件起こし報告／叱られるか試し比較／満足不能／静寂潰し)
⑨自己防衛	ウソ・否認・他責⇒自己正当化＝安全・安心基地感欠如 (目撃されてもしたと認めない／人のせい／解離状態)
⑩自己評価の低さ	自己否定・自己高揚⇒意欲の低さ（「どうせできない」無力感／自信のなさ／根拠のない自信・虚勢／他者への指摘)⇒学習指導困難・低学力
⑪片付け	ＡＤＨＤ＝行動の困難⇔愛着障害＝(したい) 気持ちのなさ⇒規範遵守行動困難
⑫自閉系の愛着障害	[籠もる]（フードや帽子・タオルを被る／不必要なマスク／カーテンやロッカー・戸棚に隠れる)＋[執拗な・フラッシュバック的・パニック的攻撃]＝[居場所感] の危機⇒焦点的・混乱的・爆発的攻撃（～だけを何度も／突然［理由不明］泣き叫びつつ大暴れ)
⑬関係性の視点	愛情の行き違い（欲求と授与の食い違い／タイミングのズレ／特性に応じた対応の欠如／気持ちの確認漏れ)

害と愛着障害を鑑別できません。ＡＤＨＤは、実行機能、行動の問題による多動ですから、「いつも」多動です。しかし、愛着障害は、感情の問題による多動なので、多動なときもあれば、そうでないときもあるというように「ムラ」があります。家庭での関係性の問題が感情状態に影響して、月曜の朝に多動だったり、愛情が枯渇して週の後半に多動になったりするのです。ＡＳＤは本人が落ち着ける「居場所感」がない、なくなったと感じると多動となります。

⑪「片付け」でも、行動の問題から片付けられないＡＤＨＤでは行動支援が有効ですが、そもそも片付けようとする感情が育っていない愛着障害では、感情支援が肝要です。学校のルール等の規範遵守行動でも同様で、してはいけないとわかっているのについしてしまうＡＤＨＤに対して、愛着障害ではルールを守ろうとする気持ちが育っていないのです。

また感情面で、⑧「愛情欲求行動」が強く、安全・安心基地感の欠如から⑨「自己防衛」というような、かかわりが困難な特徴を持ちます。⑩「自己評価の低さ」は、「探索基地機能」の欠如と関連し、学習意欲、学力向上支援の困難さに直結するのです。

愛着の問題は、⑬「関係性の視点」のポイントで指摘したように、養育態度そのものの不適切性ではなく、「こどもが望むときに望む愛情が与えられていない」「こどもが望まないときに望まない愛情を押し付けられている」という、こどもの特性との関係性やかかわりのタイミングによるのです。突然、止められない激しい攻撃行動を起こす⑫「自閉系の愛着障害」（学問上見解が分かれており、詳細は第三章参照）の支援では、こうした視点が重要となります。

図　「愛情の器」モデル

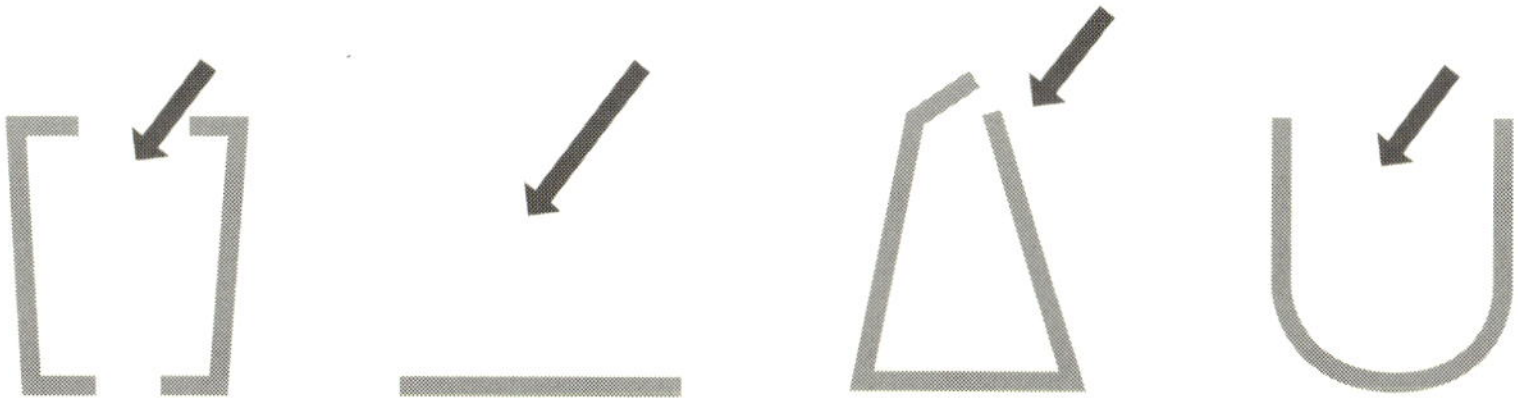

a. 底が抜けていて愛情が貯まらないタイプ　b. 器がなくて愛情が貯まらないタイプ　c. 愛情を受け取る口が小さく閉じるタイプ　d. 安定的な器があるタイプ

「愛情の器」モデルの構築

「愛情の器」モデル（図）は、愛着障害、愛着の問題を抱えているこどもが、感情の問題を抱えていることに気づかず、支援・指導する側がこどもの感情に期待してしまい、結果的に不適切な支援となってしまうことに気づき、支援に活かすために構築したモデルです。愛着形成によって、こどもがもらった愛情を貯めておく「愛情の器」がつくられると想定しています。これができているdタイプでは、与えられた愛情を貯めておけるので、望ましい行動が持続できるのです。

ａタイプのように「愛情の器」が不完全で底に穴が開いている状態では、こどもは愛情刺激の快感のみを学習し、もらった愛情を貯めておけないため、愛情刺激に対する馴化（慣れ）が起こり、以前と同じ刺激では満足できず、愛情要求がエスカレートします。ただ愛情を注ぐのではなく、「愛情の器」を修復する必要があるのです。

bタイプのような「愛情の器」ができていない愛着未成立障害では、「愛情の器」をつくることから始める必要があります。

cタイプは愛情の受け入れ口が小さく受け取りが苦手な特性を持ち、受け入れ口の蓋が閉じている場合には、注がれた愛情を受け取れない自閉傾向のこどもを表しています。

★愛着障害のこどもへの不適切なかかわり

「愛情の器」が整っていないこどもを叱っても、こどもは行動修正はできません（叱られることを構ってもらっていると誤解して不適切行動がさらに増えたり、叱られたことで混乱してパニック的攻撃をしたりします）。従って、叱るという指導は行動改善には効果がありません。厳しい指導で一見、行動が落ち着いたように見えた場合でも、他で（父親や担任の前ではおとなしいが母親や専科教師の前で暴れる）、後で（次年度、優しげな担任に交替すると途端に多発する）起こるだけで、根本的解決から程遠いばかりか、かえって悪影響を与えています（筆者は恐怖政治と呼んでいます）。

また逆に、単に褒めるだけでは、期待した行動は長続きしません（期待は裏切られます）。特に、こどもの求めに、大人・教師がその都度、みんなで応じてしまうと、特定の愛着対象との関係が意識できないため、「愛情の摘まみ食い現象」となります。

また、こどもの求めに応じて褒めるという対応は「愛情の器」がない状態でのこども主導の営みとなり、満足を知らない愛情欲求エスカレートを助長するだけで、行動改善の効果がないばかりか、余計、問題が増加してしまうのです。だからこそ、「愛情の器」をつくること、こどもが大人のかかわりの受け止め方を学ぶ支援こそが必要であり、それが愛着修復プログラムなのです。

愛着修復プログラムのポイント

最後に、愛着修復のポイントをいくつか紹介します。

第一は、キーパーソンの決定です。多数でそれぞれがかかわるのではなく、学校園所での愛着対象としてのキーパーソンを決定し、その人との「一対一の対応」を促進する「キーパーソンにつなぐ」体制をチーム学校として構築する必要があります。

第二は、感情学習です。「何をしたら：行動」「何に気づき：認知」「どんな気持ちになったか：感情」を教える支援です。その際、「キーパーソンがいたから」という「キーパーソンとともに」学習したという意識が大切で、これが安全・安心・探索基地意識を育むのです。親以外の強い刺激（ゲーム、スマホ等のパーソナルな刺激）が多すぎるという「刺激過多」と愛着の問題の増加は無関係ではなく、その意味でもこの「ともに」の意識化が必要なのです。

第三は、こども主体の行動育成のための「愛情の器」づくりには、大人が主導権を握ることが大切です。「褒めるよう求められてから褒める」という「後手支援」ではなく、「これをしよう」

と主導権を握って行動に誘い褒めるという「先手支援」が肝要です。そもそも「叱る」は、こどもがした行動を後から叱る「後手支援」だから効果がないのです。

＊

本書でも紹介していく愛着修復プログラムは、心理教育プログラムやソーシャル・スキル・トレーニング（SST）と異なり、実生活の活動に埋め込んで実施できるため、獲得したスキルが、実生活に活かされないという応用面での問題を克服できる利点があります。

さらに、こどもの学力向上の基盤づくり、いじめ・不登校、非行等の生徒指導上の問題の防止や支援、保護者対応と支援にも活用できるものです。

第1章以降もお読みいただき、学校が現在抱えているさまざまな問題への支援に、「愛着の問題と支援」という観点を、ぜひ考慮、活かしていっていただけたらと願っています。

第１章

愛着障害の理解を深める

1

「愛着」という視点から見えてくるもの

増える「気になる子」「指導困難な子」

保育所、幼稚園、学校で、そして、家庭で、「どうして、こんなことをするんだろう?」「今までのかかわり方では、余計、その行動の問題が増えてしまう」「強く注意・指導すると、大暴れして止まらない」「どのようにかかわればいいかわからない」と感じられるこどもたちが急激に増えています。まさに、「気になる子」「指導困難な子」「かかわり方がわからない子」の増加現象です。

筆者は、保育所、幼稚園、小学校、学童保育、中学校、高等学校、特別支援学校、児童福祉施

設、医療施設等の保育など教育・福祉の現場に出かけ、こうしたこどもたちへの支援のアドバイスに駆けずり廻っています。本書では、このようなこどもたちをどのように理解し、どんな支援をしていけばいいのかを「やさしくわかりやすく」お伝えしたい、そのことで、現場の先生方やこどもにかかわる人たちの支えとなりたいと思っています。

「愛着障害」「愛着の問題を抱えるこども」という視点

こうしたこどもたちを正しく理解し、支援するために必要なのが、「愛着障害」「愛着の問題を抱えるこども」という視点なのです。愛着障害という視点は、専門家の中にもまだまだ共有されておらず、そのことが、現場でこどもとかかわり支援しておられる方々の混乱とご苦労を増幅しているという現状があります。

それは、「学校では発達障害とよく似た行動をしているが、家では問題ないとして受診してくれない」「発達障害との診断があり、研修等で学んだ支援をしているが効果がなく、改善が見られない」「発達障害が疑われたので受診したが、発達障害ではないと診断されたので、どうしていいか途方に暮れている」という現場の先生方の声に現れています。

今、現場で起こっているいちばん残念なことは、「愛着障害を発達障害と誤解して、発達障害への支援をしても改善せず、徒労感だけが残ってしまう」「気になるこどもへの対応に苦慮して専門家につないでも、発達障害とは認定されず途方に暮れる」「愛着の問題に気づいていても、それは親子の問題。もうこどもがこの年齢では手遅れと誤解して、できることはないと諦めてしまう」、あるいは「愛着の問題を愛情不足と誤解して、愛情を注ぐことでかえって行動の問題を増幅し、余計、疲弊してしまう」等の現象です。

このような現象に接しこころが痛むと同時に、こどもとかかわるすべての人が、正しく愛着障害を理解し、その支援をしていただくことが大切だという思いを強くしています。

どうしてこのようなことが起こるのでしょうか。それは、心理・医療の専門家が、こどもが実際の生活をしている現場に赴かず、診療室やカウンセリングルームでこどもをちょっと見て、あるいは、単に心理検査や発達検査だけをして、親の訴えだけを聞いて、診断・判断してしまうからです。

愛着障害は、生活の現場でこどもがどのように行動するのか、その感情の発達の状態とともにしっかりと観察しないと見えてきません。そして、その愛着修復支援も、数か月に一回から数回の診療やカウンセリング、心理療法で修復できるものではないのです。また、愛着障害に対する誤解が診断や理解を躊躇させ、その支援を妨げるということも起こっています。正しく愛着障害を理解し、支援していく必要性を痛感しています。

「親子関係のウソ・ホントクイズ」

愛着障害を正しく理解するには、そもそも、愛着とは何なのかの説明から始める必要がありま

親子関係のウソ・ホントクイズ［改訂新版］

①（　　）落ち着きのないこどもには、「動き廻ってはいけません」とその都度、しっかり叱ると、落ち着いてくれる。

②（　　）人間関係に問題を抱えるこどもは、できるだけ早くこども集団に入れて、集団に慣れさせたほうがいい。

③（　　）こどもが非行に走りやすいかどうかは、母親が就労しているか、両親がそろっているか、家庭の貧困と関係ある。

④（　　）親がこどもと一緒にいる時間が長いほど、こどもには、いい影響を与える。

⑤（　　）就労している母親をもつこどもは、それを不満に思ったり、寂しがっている。

⑥（　　）親として不適切なかかわりをしなければ、こどもの問題行動は生じない。

⑦（　　）母親の育児不安は、父親が子育てに参加しているほど、起こりにくく、参加していないほど起こりやすい。

⑧（　　）親は自分が自分の親に育てられたようにしか、こどもを育てられない。

⑨（　　）こどもの社会的発達や探索心に影響を与えるのは、父親のほうである。

⑩（　　）生後１歳６か月くらいまでの育てられ方の影響は、非常に強く、大きくなってからそれを取り返すことはできない。

す。「愛着？　知ってるよ、親子関係のことだね！」とおっしゃる方も多いのですが、これがそもそも誤解です。

愛着について正しく理解していただくために、筆者がつくった「親子関係のウソ・ホントクイズ」（米澤、２０１５b）を紹介します。本書で紹介するにあたり、少し文言を修正・改訂し、よりわかりやすくしました。

まずは前ページのクイズにチャレンジしてみてください。正しいと思うものには、括弧内に「〇」を、間違いだと思うものには「×」をつけてください。

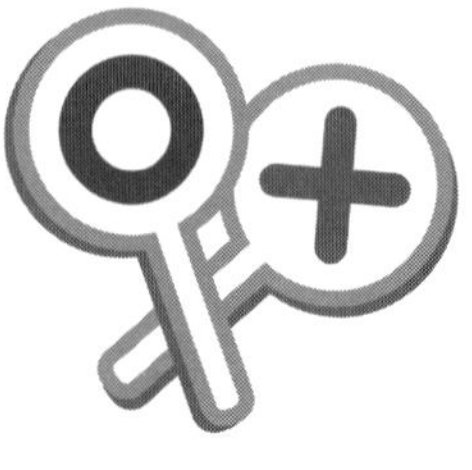

いかがでしたか。

正解を申し上げましょう。お気づきの方も多いと思いますが、正解はすべて「×」です。どうしてすべて間違いなのか、項を改めて、解説してみます。

愛着障害を意識することの大切さ

クイズ①の答えがもし「○」で、こどもを叱れば落ち着いてくれるのでしたら、誰も困らず、筆者も学校園所の現場に呼ばれることはないでしょう。

ここで留意していただきたいのは、愛着障害、愛着に問題があるこどもを叱ると、よくないことが起こりやすいということです。本書では、愛着障害のこどものタイプをいくつか紹介していきますが、あるタイプの愛着障害のこどもは、その行動を止めさせようとしてよく叱られるのですが、それは逆効果で、叱れば叱るほど、その行動が増えてしまいます。また別のタイプの愛着障害のこどもでは、叱ると人間関係が切れてしまい、以後一切、かかわりを拒否されてしまうことがあります。あるいは、叱ると大暴れが始まり、泣き叫び、物を投げる等がなかなか治まらず、止めようとすればするほど、その大暴れは止まらなくなってしまうタイプの愛着障害のこどももいます。いずれの場合でも、叱るという対応は不適切なのです。

また、クイズ②のように、親子関係がうまくいかないと感じられた親御さんが、「そうだ！　こどもを保育所に入れよう！　そうすれば、同じ年齢のこどもがたくさんいる集団で馴染んで、人間関係の問題をクリアできる！」とよくお考えになるパターンがあります。このような相談を直接、筆者がいただいた場合は、それは期待できないことをお伝えします。「どうしても保育所に」とご希望される場合は、加配の保育士の先生に一対一の対応をしていただける体制をお願いします。

また、人間関係の支援のために、安易にクラブやサークルに入ることを勧めるアドバイスにもよく接しますが、これも不適切です。なぜなら、人間関係は、集団にぽーんと放り込むことで育まれるものではなく、〝一対一〟〝一人と一人〟の関係から築いていくものだからです。

愛着の問題は、「〝一対一〟になると案外、落ち着いてくれるのに、〝一対多〟の場面の授業や集団活動では、問題が起きやすい」という先生方のお気づきに象徴されるように、〝一対多〟で起きやすく、〝一対一〟の支援こそが必要なのです。このことは、〝教師一対こども多〟の場面だけでなく、〝こども一対教師多〟という場面でも愛着の問題が起こりやすいことをのちのちご紹介したいと思っています。

物理的環境と心理的環境の違い

クイズ③と④については、こどものこころの発達に影響を与えるのは物理的環境そのものではなく、心理的環境であることを強調したいと思います。母親が働くとこどもが非行に走りやすいのなら、誰も女性は働けなくなり、男女共同参画の世の中に逆行することになります（筆者は男女共同参画推進の行政委員でもありますので、女性の社会参画を妨げる言動には絶対反対です）。母親が働いているだけで、こどもに悪影響を与えると非難したり、ひとり親のご家庭のお子さんに偏見を持っている人がいたりします。これは明らかに間違いです。

また、昨今、問題になっている家庭の貧困の問題ですが、もちろん、こども食堂などの支援が必要なように、食べていけない等の問題にはきちんと行政・福祉の支援が必要です。しかし、家庭が貧困だからこどもが問題を起こしやすいとか、非行に走りやすいというのは偏見にすぎず、間違いです。「母親が働く」「ひとり親家庭」「貧困」というのは物理的環境にすぎず、それが直ちにこどものこころに影響するわけではないのです。こどものこころに影響するのは、心理的環境です。

クイズ④では、親がこどもと一緒にいる時間が長いということは、物理的環境としては適切かもしれません。しかし、一緒にいても、親はスマホゲームやインターネットに夢中で、こどももゲームをしているという状態だとしたら、親子でやりとりもなく、心理的環境は貧弱だといえるでしょう。

こどもの心理的環境に影響を与える親のかかわりとして特に大切なのは、モニタリング機能です。モニタリングとは、親が、こどもが今、何を欲しがっているか、何を困っているか、どんな思いであるかを知ろうとしていること、どれだけ知っているかです。これが大切なのです。

実は、非行に走りやすいこどもの特性に「仲間志向性」が高いことが指摘されています。仲間志向性とは、友達や知り合いから何かに「行こう！」と誘われると、それがよくないことかもしれない、行かないほうがいいかもしれないと思っても、何にでもつい行ってしまう、従ってしまう傾向を言います。なぜ、「よくないことかな」と思いつつ、誘われると断れないのか。それは、こどもの側から言うと「親に期待できない」「親が当てにならない」、親の側から言うと「こどもの気持ちを察知していない」「モニタリングできていない」、すなわち愛着形成が不十分だからなのです。

例えば、母親が働いていることは単なる物理的環境ですから、直ちに問題は生じません。そのことを「こどもが寂しい」と思うことは、心理的環境ですが、たいていの場合、それだけでは問題が起こらないのです。こころの問題につながるのは、「こどもがお母さんが働いていることを寂しがっていることに、母親自身が気づかない」というモニタリングの問題が生じた場合なのです。こどものこころに気を配り、察知することは、家庭園所でも学校でも、とても大切なことなのです。

クイズ⑤がなぜ「×」が正解かというと、たいていの調査では、こどもに母親の就労について問うと「賛成」との答えが多いからです。しかし、この表面的な答えをそのまま受け取るわけにはいきません。こどもは、親のすることを、最初は必ず肯定的に「それでいいんだ」と受け入れようとするものです。でも、こころの底では、少し寂しいのです。それを抑えて、「賛成だよ」と言っている健気さに共感することが真のモニタリングです。そうしないと、「寂しさを我慢してお母さんを応援しているのに、その気持ちをわかってくれない」という思いが生まれてしまうかもしれません。

こうした寂しさは、「お母さんは、寂しいけどお母さんが働くことを応援してくれようとしているあなたの気持ち、わかってるよ、その気持ち嬉しいよ！」と抱きしめることで氷解することでしょう。

支援とその受け止め方の違い

クイズ⑥と⑦は、よくある「別に不適切なかかわりをしていないのに問題が起こるなんて…」「こんなにかかわっているのに効果が出ない」という現場での声に対応して作成したものです。実際、愛着の問題は、特に親が虐待、もしくはそこまでいかないけれど不適切なかかわりをしていない場合でも、多く起こっています。「不適切なかかわり」をする・しない、逆に、「適切なかかわり」をしている・していないで、直ちに、こどもへの支援の効果を判定することはできないのです。特に、愛着の問題の視点ではこの点が重要です。

そのことがいちばんわかりやすい現象にスポットを当てたのが、クイズ⑦です。母親の育児不安、子育て不安は、パートナーの父親の子育て参加の状態とは関係ないのです。つまり、父親がいくら頑張って子育てに参加していても、育児不安になる母親はたくさんいます。逆に、父親が子育てにまったく参加していなくても、育児不安にならない母親もたくさんいるのです。では、母親の育児不安は何と関係しているのでしょうか。

母親が育児不安になるかならないかは、母親自身が、「うちのお父さんは育児に参加してくれている」と感じているかどうかによって決まるのです。つまり、父親が実際は育児にたくさん参加していても「うちのお父さんはだめだ、全然、やってくれない！」と思ってしまう母親は育児不安になりやすく、父親が全然育児にかかわっていなくても「うちのお父さんは、帰宅したとき、ひと言、声をかけてくれる、それでいい！」と思える母親は育児不安にならないのです。

そう、人間とはこういう心理的な生きものなのです。「どうかかわったか」が問題なのではなく、かかわられた側が、こどもが、「しっかりかかわってもらった」と感じるかどうかが重要なのです。支援の効果は、支援の内容ではなく、支援の受け止め方で評価されるものなのです。

だからこそ、筆者は、愛着の問題を抱えるこどもには、どんな支援、どんなかかわりが効果的なのか、こどもが受け止めてくれるのか、どんなかかわりはいくらやっても効果がなかったり逆効果なのかの効果評価を大切に支援をしてきたのです。

愛着の世代間伝達は起こるのか？

クイズ⑧は、愛着の問題の世代間伝達に関係するクイズです。よく、「虐待をしてしまう親は、自分自身も自分の親に虐待されている」とか、「自分が自分の親にされたことを、ついこどもにもしてしまう（されたからしない、という逆の対応も含めて）」として、愛着の世代間伝達の存在が指摘されています。筆者も、そのように感じる事例に多く出会い、世代間伝達を信じたくなることもありました。しかし、調査研究してみると、筆者は、世代間伝達は自動的には起こっていないことを発見したのです（米澤、２０１５b）。自分の親に安定愛着的にかかわられた親は自立しており世代間伝達から自由であり、かかわり不十分、回避的にかかわられた親も影響は少ないのです。支配的に統制され不信感を感じた親が、いちばん世代間伝達的特徴を持っているということがわかりました。

しかし、それもまた自動的なものではありません。親がこどもを育てるとき、自身の親（こどもにとっては祖父母）がもう一度影響を与え、子育てに関して「こうしろ」「こうしてはいけない」と指示して親を傷つける、あるいは傷つけられると脅威に感じることがいちばん強く媒介していたのです。

クイズ⑨⑩は、「愛着形成とは何をしてきたことなのか」「愛着修復とは何をしていくことなのか」という内容と関係するものなので、その解説は次節の内容と重なっていきます。

2

愛着形成のメカニズムと3つの基地機能

愛着とは？

愛着障害、愛着の問題を抱えるこどもへの支援をしていく場合、そもそも「愛着とは何か」という理解が必要です。愛着はもともとは、イギリスの精神科医ボウルビィが提唱した理論です。愛着とは「特定の人と結ぶ情緒的なこころの絆」と定義されます。まず、この定義に、愛着とは何かを正しく理解する際の大切な三つのポイントを指摘できます。

まず、第一は、愛着とは「特定の人」と結ぶ関係であるという点です。つまり、愛着形成は親子関係に限らない、誰とでも結ぶことができる関係であるということです。愛着の問題を親子関係の問題として、他の人は、保育所、幼稚園、学校、施設では関与できないと考えるのは間違っていることになります。また、「特定の人」と結ぶ関係であるということは、誰とでも結ぶことができる関係ですが、一度にたくさんの人と同時には結べないということです。愛着の問題は、「一対一」の人間関係より、授業や保育活動、集団活動という「一対多」（教師・保育士、指導員が一人に対してこどもがたくさんいる状態）で起こりやすいこととともつながります。

第二点は、「情緒的な」という点です。情緒とは、気持ち、「感情」のことです。次節以降で詳述しますが、愛着の問題を抱えるこどもの特徴として、「感情の未発達、未学習」が挙げられます。感情が十分、機能していないのに、教師がこどもの見かけの身体の大きさから、小学生や中学生としての感情を期待した対応をしてしまうことが、余計、こどもの感情混乱を引き起こし、対応、支援に支障をきたすことにつながるのです。

第三点は、「絆」です。愛着の問題をこどもの問題や親の育て方の問題ととらえてしまう人がいますが、これは不適切です。二人の間にできる「絆」の問題は、どちらかの問題だけで起こるものではなく、二人の間に起こる、関係の問題なのです。

愛着形成のメカニズムと三つの基地機能

では、愛着は、どのように形成されるのでしょうか。この愛着形成のメカニズムをしっかり理解し踏まえておくことは、愛着障害、愛着の問題を抱えるこどもへの支援を実施する際に非常に大切なことです。「支援に迷ったらこの愛着形成の原点に戻ること」、これは筆者自身が自分に言い聞かせてきたことです。そして、こどもの支援者である教師、保育士、指導員の先生方に筆者がアドバイス、コンサルテーションする場合にも、いつも心がけてきたことです。

愛着形成のメカニズムは、愛着理論では、愛着の基地機能から説明されます。筆者は、こどもが実際に生活する保育、教育の現場でのこどもの様子やそのこどもへの支援の成果から、愛着理論の原型そのものにこだわることなく、愛着の基地機能を自分なりに理論修正することも試みてきました。そうすることによって、現場での支援のあり方を「偶然」あるいは「結果的に」成功したものとしてではなく、理論的裏付けのある支援方法とその成果としてまとめることにもつながったと思います。

本書ではまず、愛着形成の基地機能を「安全基地」「安心基地」「探索基地」の三つにきちんと区別することから始めたいと思います。そして、どの基地機能が機能不全を起こしているから、どのような愛着の問題として現れるか、どの支援が、どの基地機能の修復・形成につながるのかの視点で行った効果検証を、順次ご紹介していきたいと思います。

愛着形成の「安全基地」機能

まず、愛着形成は「安全基地」機能からスタートします。生まれたての赤ちゃんを想像してみてください。見るモノ、触るモノ、出会う人、すべて初めてです。大人でも初めての場所や初めて会う人には不安を感じるものですが、こどもならなおさらです。生後六か月頃に生じる、いわゆる人見知り現象がわかりやすいでしょう。この時期、赤ちゃんは知らない人が近づいてくると誰が来ても怖くて泣き出します。親はこのことを面倒がる場合がありますが、これは「安全基地」機能を発揮するチャンスなのです。こうした不安や恐怖のような「ネガティブな感情」から守ってくれる機能が「安全基地」機能です。

例えば、地震、台風等の災害が起こると、こどもも大人もこの「安全」が脅かされます。災害支援で大切な機能がこの「安全基地」機能の確保で、衣食住や命の保障をするだけではなく、例えば、避難所が安全と感じられなければ、自家用車暮らしをしてしまう人がいますが、こうした人への支援が大切です。筆者が支援に入った相談事例にも、怖くて母親の布団に入りたがる高校生への支援（「もう高校生だからダメ」と言ってはいけないということ）などがありました。「安全基地」機能への支援は一番の基盤なのです。

この「安全基地」機能は、こどもは守られていると気づき、こどもの愛着対象である親や大人は、こどもを守っていると気づく「認知」の機能です。そこから出発した愛着機能は、次の「安心基地」機能に発展するのです。

愛着形成の「安心基地」機能

「安心基地」機能は、「安全・安心」と並べられたり、「安全の感覚」として説明されたりしますが、筆者は「安心基地」機能としてしっかり意識・区別し、愛着の問題の所在とその支援に活かしてきました。

「安心基地」機能とは、恐怖や不安から守られた後も感じますが、特に恐怖や不安がなくても、普段から、その人のそばにいると「ほっとする」「落ち着く」「安堵する」「癒やされる」気持ち、すなわち「ポジティブな感情」を生じさせる機能です。特に恐怖や不安という「ネガティブな感情」がなくても、普段からその人と一緒なら感じることができる、この「安心」という感情こそが、愛着の中心機能と筆者は考えるに至りました。愛着の問題は、この安心感の欠如や安心を求めての行動としてとらえるとわかりやすいのです。

愛着障害が今増えている理由
愛着形成の「安全基地」「安心基地」形成を促すもの、阻むもの

「安全基地」「安心基地」機能は、普段、こどもとその愛着対象である親や大人とのどのような営みで形成されるのでしょうか。ここでは、特に、二つの営みを紹介します。

まずは、「参照視」と呼ばれる現象があります。遊園地にやってきた母親とこどもを想像してみてください。こどもの目には、ずっと乗りたいと思っていた乗り物が見えてきました。途端に、こどもが母親とつないでいた手を振りほどいてその乗り物に走っていってしまったら、残念ですが、この親子の「安全基地」「安心基地」機能は完成しているとはいえません。こどもが母親に「行っていい?」という確認をし、母親が「いいよ!」と答える「参照視」を行わなかったからで

す。

誤解しないでいただきたいのは、こどもは「行っていいでしょうか？」と伺いを立てているのではありません。当然、母親は「行っていいよ」と言ってくれるとわかっているけれど、確認してその場を離れようとする行為で、これこそが「安全基地」「安心基地」を意識し、そこから離れても大丈夫と意識した、大切な自立行動なのです。

もう一つは、「間主観性」です。お子さんが机などに手を置いて支えながら初めて立った「つかまり立ち」の瞬間を思い出してみてください（まだの方は、そんな楽しいことがあるのかと期待して想像してみてください）。お子さんはきっと、初めてつかまり立ちできて、立てたことにびっくりし、そばで固唾を呑んで見守っている親御さんのほうを見たはずです。「わたし……できた?!」と確認するように。待ちに待ったその瞬間、親御さんは、「そう！　できたんだよ！　やったね！」と拍手喝采で迎えたことでしょう。これが、「自分が自分であること」「ほかならぬ自分ができたんだ」ということは自分一人では実感できず、他者に認めてもらって初めて実感できるという「間主観性」が実感できる瞬間なのです。

こうした関係性に気づくチャンスはピンチにもなります。こどもは何度もこの「できた？」「できたよ！」を確認して実感したいのに、親から、「いったい何回するの？　もう、わかってるよ！」というつれない対応をされたり、「今、忙しいの！　あとでね！」などという待たされる対応をされたらどうでしょう。こどもは、がっかりしますよね。これは明らかに、愛着形成のピンチにつながります。

特に、今のような物があふれた時代に子育て中の親御さんにとってハンディなのは、こうした対応をしてしまった場合、こどもは、親に求めた気持ちを他のことで紛らわせることができてしまうことなのです。以前は、こどもにとって親刺激に勝る刺激は家庭に少なく、こどもは親に構ってもらえなかったら待っているしかありませんでした。しかし、今の時代の親がそうしてしまうと、「だったら、こっちがいい」と、こどもが思ってしまう、映像、ゲームなどのメディア刺激が多すぎるのです。わざとそうしたメディア刺激を子育てに活用している親も多いのが現状です。今、愛着の問題が増えているのは、「親子の愛着形成を妨げる刺激が多すぎる」という、現代の家庭環境の問題でもあると筆者は考えています。

愛着形成の「探索基地」機能が働くための条件

愛着形成の最後を担う「探索基地」機能が働くためには、「安全基地」「安心基地」の機能が確立されている必要があります。

まず、そのための第一条件は、「安全基地」「安心基地」から離れても大丈夫、安全・安心を意識できるという「分離」です。

例えば、よく保育所、幼稚園、そして最近、小学校低学年でも起きている、「母子分離不安」という現象があります。「安全基地」「安心基地」である親と離れられず、保育所、幼稚園等に送ってきた母親が帰ろうとすると大泣きして別れられない現象です。この相談があったとき、筆者は丁寧な母子分離をアドバイスしています。母子を無理やり引き離しても、しばらくするとけろっとしている場合が多いのですが、そうしてしまうと、こどもが成長して小・中学校等で、この「安全基地」「安心基地」から離れられないというタイプの不登校につながることがあるからです（もちろん不登校にはさまざまなタイプがあり、筆者は一四タイプに分けて支援していますが、その一つのタイプです）。

第二条件は、「安全基地」「安心基地」を離れても、必ず、戻ってくることができる「帰還」です。

これも保育所、幼稚園でよく見かけるのは、親が迎えにくるとわざと逃げ廻る、「お迎え逃避」という現象があります。すんなりと「安全基地」「安心基地」に帰れないのです。こどもが成長すれば、これは、深夜徘徊、放浪という、家に帰れない、帰らない行動の問題につながることがあります。

「安全基地」「安心基地」から離れることができ、そこに帰ってくることができれば、「探索基地」機能が働く条件が整います。では、「探索基地」機能はどんな機能なのでしょうか。

愛着形成の「探索基地」機能

前節の「親子関係のウソ・ホントクイズ」の⑨の質問を思い出してください。「こどもの社会的発達や探索心に影響を与えるのは、父親のほうである」は、なぜ間違いなのでしょうか（ここでは、第一の愛着対象を母親と仮定し、父親は第一の愛着対象ではない場合と仮定しています。父親が第一の愛着対象である場合は、逆に、「父親」を「母親」に置き換えてください)。

愛着の第一対象としての母親の役割を果たされた方は、次のようなおいしい経験をされたことがあるのではないでしょうか。

今日は日曜日。お父さんとこどもが虫捕りに出かけました。お母さんは、おうちでお休みです(「お母さんも一緒じゃなきゃイヤ」とこどもが言わなければ、「分離」できていますから、「安全基地」「安心基地」機能は確立していることがわかります)。しばらくすると、お父さんとこどもが帰ってきました(「帰還」も成立しています)。ここからです。こどもは帰ってくるやいなや、家中、お母さんを捜し回ります。お母さんを見つけると満面の笑みを浮かべ、「お母さん! 見て! お父さんとカブトムシ六匹も捕ったよ! すごいでしょ!」と報告に来たはずです。この報告があれば、今日、執り行われた「カブトムシ捕り探検隊」のいちばん偉い総隊長がお母さんであることがわかります。お父さんは頑張って、カブトムシを六匹も捕ったのですが、単なる実行隊長にすぎないのです。

どうして、何もしないで家で休んでいたお母さんが、こんないい目にあえるのでしょうか。この日、お母さんが果たした役割こそが「探索基地」機能なのです。「探索基地」機能は、こどもは、「安全基地」「安心基地」から離れて一人で行ったことを、いちばん聞いてほしい「安全基地」「安心基地」機能をになう人に「報告して聞いてほしい」と思い、経験を共有し、その経験を聞いてもらって褒められ認められ、「嬉しい、よかった」と思う機能なのです。

また、この「探索基地」機能は、単に、いいことをして認められるだけの機能ではありません。逆に、してはいけない、よくないと思われる行動をとったときも、それを伝えてもかまわないと思うこと、むしろ「伝えたい。そして、ピンチからしっかり助けてもらいたい」「そんなときにこそ安心を与えてほしい」と思う機能でもあります。ですから、学校等でよくないことをしてしまったとき、「親にだけは言わないで」と言うこどもはこの「探索基地」機能が十分に働いていないのです。親が安全・安心を与えてくれるのではなく叱ると思えば、こどもは「絶対言わないで！」と言うでしょう。見逃してならないのは、「親には言わないで。親を心配させたくないんだ」という健気に見えるこどもの愛着形成不全現象です。親が「探索基地」機能を担っていれば、心配かけていいのです。そんな気を遣わなくていい相手のはずだからです。

他のこどもが叱られている様子を見て、先生が怖くなり、学校に行けなくなる「先生怖い不登校」になるこどもがいます。もちろん、先生にはこどもを怖がらせるほどの指導を反省していただきたいですが、親御さんにも気づいていただきたいのは、もし親子に「探索基地」機能が働いていれば、本人は叱られていないのですから、「先生怖いと思ったけど、大丈夫、行ってくるよ！」と学校に出かけることができ、帰ってきたら「怖くなかった！　頑張ったよ！」と報告できるはずだからです。

このように「探索基地」機能は、報告することで一人で経験した「ポジティブな感情」を増強し、「ネガティブな感情」を軽減する素敵な機能なのです。この機能があるからこそ、こどもは意欲的に新しいことに挑戦でき、めげることがあっても立ち直り、それを乗り越えていけるのです。

この「探索基地」機能は、こどもにとっては〝報告し聞いてもらえる〟、親や大人は〝こどもの報告を聞いて認める〟という「認知」の機能でもあり、こどもにとって〝報告すると喜んでもらえて嬉しい〟〝慰めてもらえてほっとする〟、親や大人も〝報告を聞いて喜び、つらさを共感する〟という、「感情」の機能でもあるのです。こうして愛着形成は完成するのです。

愛着形成の「探索基地」機能は、学力を向上させる！

以前、大阪府下で実施された学力テストにおいて、「家の人が学校の話を聴いてくれるか」という質問に「はい」と答えたこどものほうが学力テストの成績がよいという調査結果があり、その理由について、NHK大阪放送局の取材を受けたことがあります。

こどもが「家の人が学校での話を聴いてくれる」と感じていることこそが、「探索基地」機能が働いている証拠です。こどもにとって、親に報告して認められれば、嬉しくなり、さらに頑張って、いい報告をしたくなります。「探索基地」の親に報告したいという気持ちが強いほど、こどもの学習意欲が高くなり、結果、学力も向上する、というわけです。

筆者は長年、学校等での実践研究として、授業づくり、学力向上支援もしてきましたが、授業や指導の工夫だけでは、こどもの学力の向上に寄与しない現象に気づいてきましたが、これこそが愛着の問題なのです。こどもの学力向上支援には、学校の授業や教師の学習指導の工夫だけではなく、愛着形成、愛着修復支援こそが必要なのです。

3

愛着の問題を抱えるこども発見のための13のポイント

前節では、愛着形成のための安全基地・安心基地・探索基地という三つの基地機能について紹介しました。三つの基地がしっかり機能せず、愛着が未形成、不完全な場合が愛着障害であり、愛着の問題を抱えるこどもたちです。

愛着障害も、自閉障害と同じくスペクトラム障害で、その障害特性に程度の差がある障害です。ここからこっちだけが愛着障害というような、１か０の判断ができるものではありません。しかし、現状では、愛着障害をきわめて狭いものに限定しようとする考え方が根強くあります。それはある意味で、愛着障害への偏見、誤解なのです。

この節では、「愛着の問題を抱えるこどもたち」という表現で、さまざまな程度の差がある愛着の問題がどのような行動や現象として現れるのかを紹介します。そして、三つの基地機能のどの問題と関係して起こっているのか、こどもはなぜそのような行動をとるのかについて説明します。学校での普段のこどもへの対応のヒントにしていただけたらと思います。

「愛着の問題を抱えるこども」の発見ポイントは一三あります。現場でこのような特徴を示すお子さんがいないか、確認してみてください。

★その1：多動の現れ方

落ち着きなく動き廻る「多動」という行動は、発達障害である注意欠如多動性障害（以下、ＡＤＨＤ）に特有の行動と誤解されていることが多いです。しかし、多動は、同じ発達障害の自閉症スペクトラム障害（以下、ＡＳＤ）でも、愛着障害でも起こります。多動という行動だけを見て判断するため、どの子も、その障害特性名に多動ということばが使われているＡＤＨＤと誤解されやすいのです。この多動という行動と特性を正しく理解するポイントを図を使って説明します。

多動という行動が見られた場合、その行動は、あることに気づいたときだけ起こる、あるいは、気づかないから起こるというように、〈認知〉と関係して起こっているかを確認します。関係しているのなら、ＡＳＤの可能性が高まります。〈認知〉と関係なく起こっていたら、ＡＤＨＤの可能性が浮上します。

次に、多動が、ある気持ちになったときだけ起こるというように〈感情〉と関係して起こって

図１－１　こども理解の４つの着目点

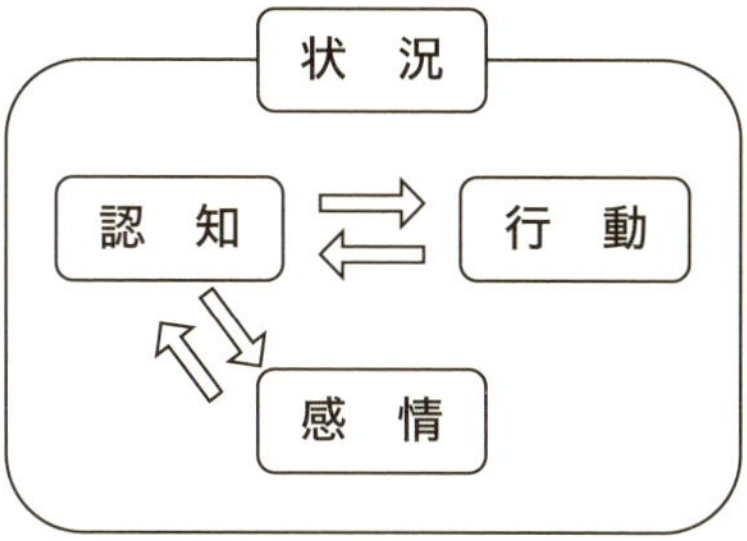

いるかを確認します。〈感情〉と関係していれば愛着障害の可能性があります。〈感情〉と関係なく起こっていたら、ＡＤＨＤの可能性がさらに高まります。そして、ＡＤＨＤであるなら、〈状況〉に左右されず、学校にいればどの時間でも何をしているときでも起こり、学校だけでなく家でも同様に起こります。

つまり、多動は、ＡＤＨＤでは「いつも」起こるのです。だから障害特性名称に多動とあるのです。このように「いつも」多動なこどもは確かにいますが、そんなに多いでしょうか。実は「いつも」あるかを確認せず、多動という行動を見つけると、みなＡＤＨＤであると誤解していることが多いのです。

ＡＳＤで起こる多動は、「居場所感」という〈認知〉と関係しています。居場所感を感じているときは、多動ではありません。

例えば、読書の時間に熱心に読んでいた本を、時間が終わったのに切り換えが難しくまだ読んでいるとき、その本をいきなり取り上げられてしまうと、居場所感を奪われたと感じ、教室を走り廻ったり外に飛び出すことがあります。また、急な時間割変更で、いきなり体育の授業で体育館に連れていかれると、広い場所で居場所感を感じられず走り廻るかもしれません。これがＡＳＤの多動の現れ方です。

愛着障害の多動は〈感情〉と関係するので、「ムラのある多動」という特徴があります。多動なときもあるが多動でないときもあるというのが特徴です。

例えば、多くは、月曜日の朝、あるいは、毎日午前中、特に多動になります。土曜日、日曜日、あるいは、昨夜、家庭で過ごしたことが不快な感情を多く生じさせ、感情発達が十分できていない愛着の問題を抱えるこどもは感情混乱を克服できず、その嫌な不快感情をいっぱい溜めて学校・園所にやってきます。したがって、落ち着けるはずがなく、多動になるのです。他のこどもと遊んだり、先生にかかわってもらい、不快感情が紛らわされると、午後や週の中盤には落ち着けるようになります。しかし、根本的な愛着形成・修復ができていないと、また、翌週の月曜の朝、翌日の朝は多動になってしまいます。

一方、週の後半、あるいは、午後に多動になるパターンもあります。休日、昨日に受け止めた愛情エネルギーが少なすぎる場合、週の前半や午前中は落ち着いていますが、週後半や午後は、エネルギー切れを起こすので多動になるのです。また、好きな教科の授業では落ち着いているのに、嫌いな教科では多動になるのも、好き・嫌いの〈感情〉に左右されやすいムラのある多動の特徴です。

このように、〈感情〉に左右される多動は、そのこどもの感情発達や感情混乱の現れ方により、週周期になったり、日周期で起こったり、好き嫌いに影響されたりと、こどもによって異なるパターンのムラがあるのです。そして、このムラのある多動は、安全基地・安心基地の欠如が原因であり、安全・安心基地を求めて、動き廻っていると理解できるのです。

その２：モノとの関係

愛着の問題を抱えるこどもは、愛着対象がそばにいないと安心基地機能が働かないため、関係ないモノをよく触ることがあります。例えば、授業中、今使う必要のない文房具や衣服、身体をよく触ります。

愛着対象が担う安全基地・安心基地の代わりをするものに、「移行対象」というものがあります。例えば、親が買い物に出かけるとき、家で留守番するこどもに親代わりとして与えるぬいぐるみなどがそうです。親がいなくてもそのぬいぐるみがあれば安心だという時期があり、それがなくても安心できれば愛着形成が進んだことになります。愛着形成が十分でないこどもは、モノを触ることで安心基地を求めているのです。ですから、歩くときにも机や壁を触りながら歩きます。

モノを求めてはいますが大切にできないので、なくしたり壊したりします。モノを振り回すのは、嫌な不快感情を紛らわせるためでもあり、愛着障害の強い場合です。机の周りにモノが散乱していて片付けができないこどものように見える場合に見逃されがちなのが、モノに囲まれないと安心できない愛着障害の強いこどもです。おうちのようすでも、布団・ベッド・学習机の周りにモノを並べていないか確認するといいでしょう。

その3：口の問題

持っているモノを口に入れるとさらに安心感が増します。モノがない場合は、指を口に入れます。衣服やハンカチ等を舐めます。これらはもちろん安心基地を求めての行動です。モノや指を噛んだりする場合は、不快な感情が強い場合です。攻撃行動でも、他者に噛みつくことが特徴です。

その4：床への接触

愛着の問題を抱えるこどもは、教室でよく靴を脱いだり、靴下も脱いだりします。これは包まれた安全感より、接触感を求める行動です。安心基地が欠如しているため、安心基地を求めて、床に接触しようとするため、靴を脱ぐのです。

ＡＳＤの場合も靴を脱ぐことがありますが、理由が違います。ＡＳＤの場合には知覚異常、知覚過敏のため、靴や靴下との接触感を嫌って脱ぎます。愛着に問題を抱えるこどもは接触感を感じるために脱ぎますので、脱いだ後、床や机の桟に足を擦りつけたり、靴を半脱ぎにしてこねまわしたりします。

これらは、足と床の接触ですから接触面積が狭く、愛着の問題はそれほど大きくありません。

大きな愛着の問題を抱えるこどもは、より多くの接触面積、接触感を求めて、床に寝転んだり、床に転がったり、這い回ったりします。攻撃行動では、先に床に寝転んでから転がっていって相手を蹴るというような「寝技的に蹴る」特徴が見られたりします。

★その5：人への接触

同じ愛着に問題を抱えるこどもでも、脱抑制タイプ（アメリカ精神医学会の診断基準ＤＳＭ‐5では脱抑制対人交流障害に分類）と抑制タイプ（世界保健機構・国際疾病分類ＩＣＤ‐10では反応性愛着障害に分類）では、人への接触に対照的な特徴が見られます。

脱抑制タイプのこどもは、べたっと抱きついてきたり、まとわりつくように過度の身体接触をします。体当たり的に飛びつく、足下から潜り込む、抱きついておいて叩く、噛む等の、近寄り方にも特徴がある場合があります。これは安心基地を求めての行動です。

抑制タイプのこどもは人間不信で警戒心が強いため、身体接触はしません。近寄られることも拒否します。特に、前からや後ろから近づかれることを嫌がります。これは安全基地確保のためですから、横から少しずつ近づくことがお勧めです。

その6：姿勢・しぐさ

愛着に問題を抱えるこどもは姿勢がよく崩れます。後方にだらっと反り返ったり、机に突っ伏したりします。また、左右に身体を揺らしたり、前後に揺らし椅子漕ぎ状態になったりします。立ったとき、手の指がしっかり伸びません。肘や膝が曲がり、身体のどこかの部位が動いたり、どこかの部位に触ったりします。これらはやはり安心基地の欠如からくる感情的な不安定さが原因です。

服装の乱れも特徴です。一つは、シャツをズボン等にしっかり入れられない、襟元がはだける等のだらしない印象を与える着こなしです。これは安心基地・探索基地の欠如からくる、身だしなみを整えようとする意欲・感情のなさです。もう一つは、季節に合わない服装です。夏場に長袖を着たり、冬に上着を脱いで半袖や裸になったりします。前者は、安全基地の確保、後者は、感情の紛らわせ行動です。

その7：危険な行動

安心基地が欠如していて、その嫌な不快感情を紛らわせようと、危険な行動をとることがあります。例えば、教室で机の上、ロッカーの上など、高い所に登ります。二階以上の教室の窓から下を見ていることもよくあります。休み時間には、ベランダや屋上など高い所に行ったり、雲梯などの遊具では、ぶら下がって遊ぶのではなく、その上に登ります。

残念ながら、DSM-5ではこの高所に登る行動をADHDの特徴に分類していますが、筆者は不適切だと考えます。ADHDの場合でも注意がそれてたまたま高い所に登ることはもちろんありますが、愛着の問題を抱えるこどもには、高い所に登って不快感情を紛らわせたいという理由があって好んで高い所に登るのです。

そして、投擲、つまり、モノを投げる行動は明らかに愛着の問題です。ロッカーに立って消しゴムを投げる、窓からモノを落とす等です。愛着の問題を抱えるこどもが多いクラスでは授業中、モノが飛び交っています。

また、次の「その8」の特徴行動である場合を除き、相当なケガでも痛がらず、泣きません。これは、「痛さへの鈍感」という特徴です。痛がっても不安を取り除き安心を与えてくれる安心基地の存在が期待できないからです。

★その8：愛情欲求行動

大きなケガでも痛がらないのに、ちょっとしたケガで何度も保健室に来たり先生に絆創膏を貼ることを要求したりすることがあります。この場合、ケガは、構ってもらうための口実に使われています。この「注目されたい行動」「アピール行動」が、愛情欲求行動の第一の特徴です。

口実が見つからなければ、自作自演の事件を起こしたりすることもあります。自分で廊下の壁に落書きしておいて、「廊下に落書きしてあるのを見つけたよ」と先生に報告に来るのです。自分で事件を起こせば必ず第一発見者になることができ、構ってもらえるからです。注目をされようと、ありえないことをしたと虚勢のウソもつきます。

前節でも説明しましたが、現代社会の親刺激以外の刺激が多すぎる刺激過多も愛着障害の原因の一つです。だから、刺激のない状態を嫌い、教室がしーんと静まりかえると、わざと机を叩いたり大声を出したりして音を立てる「静寂潰し」という行動もします。そうすれば注目されることにもなるのです。

第二の特徴は、「愛情試し行動」です。初めて会う人はどんな人か不安ですから、担任や担当が替わると必ず、叱られるようなことをして「この人はこうするとどんな対応をするのか」を試します。大人の行動をよく見ていて、「去年の先生はこんなことしても叱らなかったよ」などと比較します。「この人は強く叱る怖い大人だ」とわかると、その人の前でだけは悪いことをしません。その我慢した不快感情を紛らわせるため、叱らない優しい大人の前で悪いことをいっぱいしてしまいます。このように人によって行動を変えます。

したがって、家庭、学校・園所、施設等で、統一した対応や連携をしっかりしないと、出やすい所で行動の問題が多発し、叱る怖い大人の前では問題が出にくくなり、問題意識を共有できなくなるのです。これらは安心基地を求めての行動です。

第三の特徴は、優しい先生ほど困ってしまう「愛情欲求エスカレート現象」です。感情発達が不十分ですので、満足ができません。愛情をもらうと「もっとして」「これもして」と欲求がどんどんエスカレートして止まらないのです。いくら安心を求めても、安心できたと思えないのです。

その９：自己防衛

愛情欲求行動の虚勢のウソとは別に、自分がよくないことをしたことを誰かに見つかって目撃者がいても、「絶対にやっていない」と否認します。誰かのせいにしたりもします（他責）。トラブル等が起こっても、自分は悪くないと自己正当化します。たとえ先生の目の前でしても、絶対にしたことを認めません。大泣きしてやりとりを拒絶したり、ヘラヘラしてまともに応えようとしない場合もあります。

こうした場合、熱心な先生ほど、絶対、本当のことを言わせなければと思ってしまうかもしれません。しかし、ちょっと待ってください。これは、自己防衛という特徴なのです。なぜ、本当のことを言えないのか、それはよくないことをしてしまったピンチを守ってくれる安全基地、不安を拭ってくれる安心基地があると思えていないからです。もちろん、そのことを報告する探索基地機能も欠如しています。

親も先生も誰も自分を守ってくれると思えないなら、自分で自分を守るしかありません。そのため、徹頭徹尾「やってない」と言い続け、他者が悪いと他者を責め、自分を守っているのです。この状態でこどもに事実を言わせようと追い込むと、やったことを忘れてしまう「解離」という精神状態に陥れてしまうこともあります。やったことを忘れてしまえば、「やりました」と言わなくて済むからです。愛着の問題を抱えるこどもに解離現象はよく付随します。親御さんや大人に追い込まれているからでしょう。対教師暴力も、追い込まれたこどもが自分を守れない恐怖から感情爆発して生じていることも多いのです。

そうです、まず、かかわる大人がこどもの安全基地・安心基地であることをわかってもらえれば、こどもは事実を言えるようになります。わかってもらえる前に、やったことを言わせようとしないことが大切なのです。

その10：自己評価の低さ

「安全基地」「安心基地」機能があれば、「こうすればこうなる」「こうしたらこんなことができた」という成功体験を支え、「自分はこれができる」という自己効力感をはぐくみます。また、一人でできたことを報告し認められるという「探索基地」がその意欲を向上させます。しかし、愛着の問題を抱えるこどもはこうした基地機能が働かないため、自己評価が低いのです。

教師がいくら「できるよ！　やってみよう」と誘っても、やる前から「どうせできない」という無力感があり、自信がないのが「自己否定」タイプです。一方、一見、自信に満ちあふれていて、「できるよ！」と言っているのに、実際にやることは拒否するのが「自己高揚」タイプです。「できるよ！」というアピールは、虚勢としての自信誇示なのです。

この「自己高揚」タイプのこどもには、「優位性への渇望」という特徴が見られます。〝指摘魔〟のように、自分はきちんとできていないのに、他のこどもができていないのを「できてない！」「それはダメだ！」と指摘するのです。これは、他者を指摘・批判することで自分の優位性、支配性、主導権を確認して、自己評価を上げようとしているのです。

その11：片付けの問題

片付けができないという現象は、注意欠如多動性障害（以下、ＡＤＨＤ）の場合でも、愛着障害の場合でも起こります。しかし、その理由、メカニズムが違います。

ＡＤＨＤでは、モノを片付ける場所を確保して、ここにモノを順番に片付けるという一連の行動が完遂できず、身につかないため、片付けられません。ですから、例えば、机の中が片付かないこどもには、広すぎる机の中の空間をモノの大きさと対応した空間にするため、二つに仕切ります。そして、左側の空間にまず、教科書を入れる、次に右の空間に箱を用意して、そこに文具を入れるというように、一つ一つの行動を積み重ねる行動支援をすれば、徐々に片付けられるようになります。

しかし、愛着に問題を抱えるこどもは、こうした行動支援をしても、中央の仕切りに教科書をぶつけて壊してしまったりしてうまくいきません。なぜ片付けないといけないのか、片付けるとどんな気持ちになるのかがわかっていないからだと考えられます。片付けたいという意欲も育っていません。だから、こうした行動支援は効果がなく、感情支援が必要なのです。ルールや校則を守るという規範行動ができない理由も同じで、ＡＤＨＤの場合はしてはいけないことはわかっていますが、ついしてしまうという抑制制御の困難の問題ですから、その都度その都度、望ましい行動をするための支援が必要です。一方、愛着障害では、なぜしてはいけないのか気持ちの問題として納得できていないのですから、感情をはぐくむ支援が必要なのです。

その12：愛情の行き違い・関係性の課題

愛着の問題は、愛情を与えたか、与えなかったかの問題ではありません。「特定の人と結ぶ情緒的なこころの絆」という愛着の定義のとおり、特定の二人の間の絆、すなわち、関係性の問題なのです。ですから、親の不適切なかかわりだけが原因ではなく、親としては適切なかかわりをしているつもりでも、愛着の問題は起こっています。

つまり、こどもが欲しているときに、欲しい愛情をもらえていない問題であり、こどもが欲していないときに、欲しくない愛情を押し付けられている問題でもあるのです。愛情のやりとりのタイミングが大切なのです。

例えば、こどもがあるモノを欲しがったときには「ダメ」と制止し、こどもが欲しがってもいないときに「おみやげだよ」とこどもにとっては欲しくもないモノをあげるというような場面はよくあり得るでしょう。

習い事にしても、親は愛情から通わせているかもしれませんが、それがこどもにちゃんと受け止められているでしょうか。親と一緒に過ごすチャンスを削ってまで行った習い事から帰ってきたとき、報告を聞き喜び合う「探索基地」機能が働いていれば問題はありません。しかし、親に、「こどもを預かってもらって助かった」という一石二鳥感があれば、こどもには欲しかった愛情として受け取られない可能性は高くなるかもしれません。

曜日などで育児の担当を機械的に分担する育児交替も、こどもにとって誰が愛着対象かわかりにくく、欲しい人から欲しい愛情をもらえない可能性が高まるかもしれません。

ひと言で言えば、愛情の行き違いこそが問題なのです。ですから、愛着障害のあるこどもには、気分にムラが見られ、同じ声かけをしてもタイミングによって効果が違ったり、褒められてもうれしがらない、かえって怒り出したりすることもあります。こうした感情的反応の食い違いも特徴となるのです。

その13：自閉障害と愛着障害の併存型タイプの問題

精神医学的診断基準では、自閉症スペクトラム障害（以下、ＡＳＤ）という自閉障害と愛着障害の併存は認められていません。しかし、現実には、自閉障害があることが愛着形成を困難にし、愛着の問題を抱えるこどもが多いと感じます。その対応に学校や幼稚園・保育所、家庭での困り感が非常に強く、筆者がアドバイスさせていただく事例でいちばん多いのもこのタイプなのです。

実際のこどもの現状に診断が追いつかないという経験は、ＡＤＨＤとＡＳＤの併存診断も以前は認められていなかったことからも言えます。

今、いちばん現場を混乱させているのは、こうした自閉障害と愛着障害を併せ持つこどもの一つのタイプが、一見、衝動的に攻撃行動が生じるように見えるため、ＡＤＨＤ、反抗挑戦性障害、間歇性爆発性障害という診断を受けていたり、そのように誤解されていることなのです。こどもの見立てをこのように誤ると適切な支援ができず、余計、こうしたタイプのこどもへの支援・対応で現場は混乱、苦労してしまうのです。

臨床発達心理的には、感情認知に問題のある自閉傾向のこどもは、感情学習・発達の問題としての愛着の問題を持ちやすい可能性があります。こうした特性に応じた適切なかかわりができていないと、不適切な養育態度でなくても問題が生じるのです。ですから、筆者が受ける相談でも、たいていの場合、親御さんからの「泣き止まなかった」などの育児困難感の訴えから始まることが多くあります。こうした問題は、最近、他者の心的状態の推論（メンタライジング）の問題として、とらえられるようになってきています。

自閉障害と愛着障害を併せ持つこどもの二つのタイプの特徴

「愛着の問題を抱えるこども」のなかには、自閉障害と愛着障害を併せ持つこどもがいます。「愛着の問題を抱えるこども」の発見のためには、このことの理解が欠かせません。

まず、自閉障害と愛着障害を併せ持つこどもは、普段の行動として、「籠もる」という特徴があります。室内でフードや帽子、タオルを被ります。制服を頭から被ったり、風邪をひいていない、風邪が流行っていないのにマスクをつけたりします。カーテンに包まれて隠れたり、用具入れのロッカーに隠れたりします。教卓の下やロッカーと壁の隙間に入り込みます。これは、「安全基地」「安心基地」の欠如感に加えて、居場所感の危機を感じたため、その確保をしている行動と思われます。

自閉障害と愛着障害を併せ持つこどもの一つのタイプは、突然の攻撃行動が特徴です。衝動的な行動としてＡＤＨＤと誤解されるのですが、ＡＤＨＤの衝動性は制御が利かず突然、その行動をしてしまうという特徴で、攻撃性を含みません。もし攻撃性がある場合は、愛着障害が原因です。

自閉障害と愛着障害を併せ持つこどもの攻撃性は、衝動性ではなく、突然、目つきや表情が豹変し、感情的変化が生じることで起こる攻撃です。そして、たいていの場合、あることに気づいて以前の嫌な感情が突然蘇る「フラッシュバック」が起きているのです。ある子の顔を見た瞬間、その子との以前のトラブルを思い出す、あることばを聞いた瞬間、嫌な思いが溢れて激高する等です。そして、この攻撃行動は「執拗」です。眼鏡を見ると必ず壊す、傘で壁に穴を開け続ける等、激しいものから、特定のこどもや人を攻撃し続ける、暴言を言い出したら止まらない等の特徴が見られます。

さらに、いったん暴れ出すとモノを投げる、蹴る、地団駄を踏む、喚く等、大暴れして止まらないという「パニック」的攻撃が特徴です。数人で押さえ付けないと止まらない、いや、止めようとすればするほど止まらないのです。見た目の身体は大きい中学生でも、感情は未発達な赤ちゃん状態なので、止められれば止められるほど、混乱して大暴れしてしまうのです。このタイプは男の子に多く、たいてい、三〇分から数時間続くのですが、時間が経つと収まります。こうした攻撃行動は、焦点的認知、混乱的感情が原因となった一時的にコントロール不能な爆発的攻撃なのです。

もう一つのタイプに、「固まる」タイプのこどもがいます。これは、同じ居場所感の危機を「何も取り入れない」「何も言わない」ことで、一時的に周りをシャットアウトするのです。人間関係が長期にわたって切れてしまう抑制タイプの愛着障害の場合と違って、この「固まる」現象も、そっとしておけば、三〇分から数時間で解消されるのが特徴で、女の子に多いです。

このように、突然の激しい攻撃行動も固まる行動も、安全基地・安心基地・居場所感の突然の危機に混乱し、必死に防御しようとしている行動として理解できるのです。

★スペクトラム障害の法則

自閉障害は、アメリカ精神医学会の診断基準DSM-5において、スペクトラム障害であることが認定され、自閉症スペクトラム障害（ASD）と称することになりました。スペクトラムとは、ここからこっちは自閉障害、こっちは自閉障害ではないというとらえ方ではなく、すべての

図１－２　自閉障害と愛着障害を併せ持つこどもに関する法則

行動の問題の大きさ
＝自閉症スペクトラム障害の程度×愛着障害の程度
〈例〉（ＡＳＤ度：５）×（愛着障害度：30）＝150
（ＡＳＤ度：30）×（愛着障害度：５）＝150

人は皆、自閉傾向を持っていて、その程度の差であるということです。

愛着障害は、まだそう認定されていませんし、できるだけ狭い範囲で限定しようとするとらえ方が多いのですが、やはりスペクトラム障害だと筆者は考えます。みんな愛着の問題を抱えており、その程度の差があるというとらえ方が妥当です。

筆者はこれまで、自閉障害と愛着障害を併せ持つたくさんのこどもたちに出会ってきました。その中で、ある法則が成り立つことに気づいたのです（図１－２参照）。自閉障害と愛着障害を併せ持つこどもが確実にいる、たくさんいるという確信は、筆者が出会ったたくさんの事例に、この明確な法則を見つけることができるからなのです。

そして、自閉障害と愛着障害を併せ持つこどもへの支援は、まず愛着障害への支援、愛着形成からしていくことが支援の成功につながるということも、たくさんの現場での支援事例から言える重要な法則です。

4 愛着（障害）の6つの誤解

今まで触れてきた愛着の定義や基地機能を踏まえて、愛着の問題についての六つの誤解をご紹介しましょう。

その1：産んだ母親の責任であるという誤解

産んだ母親が責められる場合が多いのですが、こどもの「生物的母親」が愛着形成を担う「心理的母親」でなければならないと決まっているわけではありません。父親や祖父母、周囲の大人も含めて、誰かが母親機能を果たしていない問題としてとらえるべきです。

したがって、母親だけを責めるのは不適切です。男女共同参画の活動を長年やってきた筆者にとって、許しがたいことでもあるのです。

その２：育て方の問題という誤解

愛着とは特定の人同士の間の絆であるということは、愛着障害はその人と人の間の関係性の障害なのです。ここが発達障害と違うところで、発達障害は、こどもの脳機能障害ですから、こどもに要因があります。しかし、愛着障害は、親の育て方だけに問題がある、こどもだけに問題があるというものではなく、こどもの特性、特徴と親、養育者の育て方が合わない、相性の問題としてとらえるべきものなのです。

同じ親が同じ育て方で育てたきょうだいの一方でだけ愛着の問題が起こることも多いのです。

その３：親の養育を受けられない場合や、親から虐待を受けた場合だけに見られる現象という誤解

児童福祉施設等に入所していて親の養育を受けられなかったり、虐待というきわめて不適切なかかわりを受けたこどもだけでなく、通常家庭のこどもにも愛着障害、愛着の問題を抱えるこどもが増えています。愛着の問題発見ポイント「その12」で指摘した、愛情の行き違いはどの家庭でも起こり得るからです。

愛着の問題の発生理由を、生活環境や親の有無、親のかかわり方という物理的環境の原因に求

てはいけないのです。

その4：愛着障害、愛着の問題は世代間伝達するという誤解

第1章[1]で指摘したように、子育ての問題は親の心理的な問題であり、それだけが自動的に物理的環境のように影響を与えるわけではありません。親への心理的支援は必要ですが、後述するように、親への直接的支援は、難しい点が多々あります。

その5：愛着障害は取り返しがつかない、「もう遅い」という誤解

「愛着形成には『臨界期』というものがあり、生後一歳六か月頃までに形成しないともう形成はできない」という考え方は間違いです（23ページの「親子関係のウソ・ホントクイズ」の⑩の質問を思い出してください。これは間違った記述なのです）。

また、「敏感期」といって、こどもが大きくなると愛着形成に鈍感になり、愛着修復が難しいという考え方も、筆者が愛着修復に成功したたくさんの事例から否定できます。

そして、愛着の問題を抱えるこどもとかかわれば誰もが気づくことだと思いますが、この子たちは、こころは鈍感になどなっていません。むしろ、こころは敏感でピュアなまま、もっと言えば、赤ちゃんのままなのです。赤ちゃんのピュアで敏感なこころのままでは傷つきやすいですか

ら、そのこころを守るため、分厚い鎧を着て、強固な壁をつくっているのです。ですから、鎧越し、壁越しにしか、その子のこころを見ていないと、鈍感になっているように見えてしまうのです。

ピュアで敏感なこころに直接アプローチすれば、愛着形成、愛着修復は「いつでも」「誰にでも」できるものなのです。

その６：他者による愛着修復支援が、親との関係を悪化させるという誤解

愛着修復は、実際の親だけではなく、保育士の先生方、幼稚園、学校の先生方、施設等の指導員、心理士の先生方によっても可能です。その際、そうした特定の愛着関係を親以外の他者と持ってしまうと、親との関係が悪化するのではないかという懸念は要りません。この懸念には、「愛着形成は、生涯、一人の人とだけ結ぶこころの絆である」という誤解が根底にあります。愛着対象の「特定の人」には誰でもなれるのです。そして、直接、親子関係に働きかける支援は、両者の思いの食い違いの大きさから困難が多いのに対して、こどもに、愛着とはどういう関係かを他者との関係で先に経験させることは、かえって、親子関係の修復を容易にするのです。

また、愛着修復の際、「この人でなければ」という関係、交替できないことをおそれて支援を躊躇する人もいますが、これも愛着修復の仕方を間違え、不十分な愛着修復、愛着形成しかできていないから起こることで、適切な支援をすることで、交替可能です。それは、愛着形成の定義からも当然のことであり、実際の愛着修復の事例で証明されていることなのです。

第2章

愛着障害のこどもをどう支援するか

1 愛着障害への不適切な対応

★愛着障害、愛着の問題を抱えるこどもへの不適切な対応

第1章では、愛着障害、愛着の問題を抱えるこどものさまざまな特徴について説明してきました。こうした行動の特徴は、こどもとかかわる人、親御さん、あるいは指導者、教師にとって、気になり、困る行動です。そのためそうした行動をなくしたい、制止したいと思って、注意する、叱るという対応をしてしまいがちではないでしょうか。あるいは、こうしたこどもたちを愛情不足ととらえて、十分な愛情を注げば回復してくれると期待される方もおられるだろうと思います。

愛着障害、愛着の問題に精通している専門家の数は、まだ多いとは言えません。愛着障害に精通していない専門家に相談すると、「こういうこどもは甘えているのだから、厳しく対応すべきだ」「好きなようにやらせてみたら」というような、さらに行動の問題を増幅させてしまうアドバイスがなされたりします。逆に、「ただ休ませましょう」「十分甘えさせましょう」というように、愛着形成の視点が欠けているため、「愛情欲求エスカレート現象」を強めてしまうアドバイスも散見されるのです。

こうした対応やアドバイスは、どちらも、こどもの感情に過度に期待した対応であることに気づかされます。何度も叱ればこどもはそれをしてはいけないと気づき、言うことを聞いて行動を改善するでしょうか。ただ褒めれば、それがいいと気づき、行動が定着し、関係性も回復、構築できるのでしょうか。どちらも、期待できないのです。

ここで、愛着の問題を抱えるこどもは「感情発達の未熟さ」という問題を持っているという点を思い出していただきたいのです。

愛着の問題を抱えるこどもの「感情発達の未熟さ」とは？

ここで少しだけ、「感情発達の未熟さ」について説明をしたいと思います。感情には一次的感情として、充足感からくる喜び、興味からくる驚き、苦痛からくる嫌悪・悲しみ・不安等が想定されます。こうした感情状態から抜け出せない状態、特に、嫌悪や悲しみ・不安を感じるとそれをうまく処理できずに怒りや恐れという感情に直結してしまう状態が「感情発達の未熟さ」という問題です。

つまり、罪悪感を抱いたり恥を感じることで行動を修正することや、喜びや驚きを誇りや意欲につなげることが難しい状態なのです。一般的には、誇りや罪悪感、恥の感情は三歳くらいには獲得されます。そう考えると、愛着の問題を抱えているこどもの感情発達は、年齢的には一〜二歳程度で止まっていると想定するとわかりやすいかもしれません。

ですから、「怒ってはだめでしょ！」という厳しい叱責の対応は何の解決にもならず、むしろ嫌悪感や悲しみ、不安を煽《あお》り、怒りを増幅させ、混乱した感情をさらに混乱させるだけなのです。

また、「悪いことをしたと思うでしょ！」という指摘も、愛着の問題を抱えるこどもにはきちんと理解できないでしょう。自分がただ理由もなく責められたとしかとらえないかもしれません。「あなたも叩かれたら痛くて悲しいでしょ！　叩かれた相手がどんなふうに思うか考えてごらん」「こんなことをしたら相手がどう思うか考えてごらん」などという問いかけも、自分の感情、気持ちにも気づけていないこどもには、到底、こころに届いていないと思わないといけないのです。

★「叱る」という対応の問題点①：「学習効果のなさ」

「叱る」という対応にはそもそも、叱られたときにはその行動をいったん止めるという、行動の一時的な制止機能があります。しかし、叱ることで、以後、その行動をしないというように行動を変える、行動変容の効果は必ずしも期待できないのです。もちろん、大変怖い状況を経験することでその行動を忌避するという恐怖条件付けと呼ばれる効果や、この人には何を言っても無駄だということで学習性無力感によって抵抗しなくなるという、間違った効果が出てしまうことはあります。その場合、「叱る」という対応がなくなれば、またその行動は復活してしまいます。これでは、こどもの自立的な発達にはつながりません。

23ページの「親子関係のウソ・ホントクイズ」の①「落ち着きのないこどもには、『動き廻ってはいけません』とその都度、しっかり叱ると、落ち着いてくれる」が「×」だったことを思い出してください。愛着障害のうち、脱抑制タイプでは、叱ると余計、その行動が増えます。抑制タイプでは、叱ると不信感が増幅し、人間関係が切れてしまいます。自閉障害と愛着障害が併存していれば、叱ると感情混乱が増幅され、大きな攻撃行動につながります。いずれにしても「叱る」という対応はいい結果をもたらさないのです。

愛着形成が十分になされている場合は、叱られても大丈夫です。その指摘されたよくない部分があることを受け入れても、安全基地・安心基地・探索基地があるので守られていますから大丈夫、不安になりません。自分を認めてくれて安心というこころの安らぎを与えてくれていますから、叱られた行動を修正しなければならないと思えてきます。修正できたらそれを報告すると認めてくれることが期待できますから、頑張って修正に取り組もうとするのです。こうしたこども自身のこころの変化を期待できない場合には、叱ってはいけないのです。

「褒める」という対応の問題点①：「愛情欲求エスカレート現象」

では、こどもは褒めるといいのでしょうか。そんな簡単なものではありません。まず、「褒める」とよく似た「煽《おだ》てる」という対応は、特に、虚勢で自信のあるふりをしている「自己高揚」タイプの虚勢を増長させますが、決して、その行動ができるという自信、「やればできる」という自己効力感にはつながりません。「褒める」はそのこどもをしっかり理解した上で伸ばす方向性を意識した対応ですが、「煽てる」は、そのこどもを理解せず、単にたまたまの行動や変えられない外見の特徴をとらえた無責任な対応ですから、こどもをいい気分にさせ、「私はすごい」という根拠のない自信を増大させるかもしれませんが、行動を変える意欲にはつながらないのです。こどもによっては、たとえ褒めたとしても、それを「煽てられただけだ」としか受け止められず、怒ったり暴れたりすることもよくあります。

また、こどもの求めに応じて褒めると、「愛情欲求エスカレート現象」を引き起こします。満足感を感じられないこどもは、自分が要求したことが認められると「もっと、もっと」それが欲しくなり、その要求がエスカレートするのです。これは、「褒める」という対応の支援がこどもに対して、「先手」となっていないことが問題なのです。こどもが先に「褒めて！」「して！」と、「先手」を取って要求しています。その後、それにいくら応えても、その支援は「後手」になってしまい、「愛情欲求エスカレート現象」につながるのです。

「後手」が「愛情欲求エスカレート現象」につながる理由は、先にこどもが「してほしい」「褒めてほしい」と思ってしまうと、「これだけ褒めて」と意識してしまいます。それが量として１００としましょう。そうしますと、後からいくら褒めても、頑張って60も褒めても、「60も褒めてもらった」とは思えません。「褒めてほしかった１００と比べて40も足りない」としか思えないのです。

「愛情欲求エスカレート現象」を生む原因はこれだけではありません。もう一つの主要な、もっと大切な原因は後で触れたいと思います。

「叱る」という対応の問題点②：「後手」と「恐怖政治」

前項で、「褒める」という適切と思われる支援をしても、その支援が「後手」の支援であれば、効果がないどころか、悪い効果を生むことを確認しました。そのことを踏まえると、愛着障害のあるこどもへの支援で「叱る」という対応がそもそもよい効果をもたらさないのは、「叱る」は「後手」の支援であるという点に気づかされます。

そうです、「叱る」という対応は、たいていの場合、こどもが先に不適切な行動をします。「先手」を取るのです。それに対していくらきつく叱っても、それはこどもの行動の後から叱っているにすぎず、「後手」になっているのです。愛着形成・愛着修復では、「後手」になると必ず失敗し、「先手」をいかにして取っていくかが、支援の大切な根幹となります（この点に関しては、次節以降で詳しく説明していきます)。

ところで、「後手」にならなければいい、ということではありません。よく見られることですが、担任の先生が「先手」を取って、厳しい対応をすることを宣言し、「こういうことをしてはいけない」とあらかじめこどもたちの行動を縛る対応があります。失礼な言い方で恐縮ですが、いわゆる「恐怖政治」です。一見、クラスは安定し、不適切な行動が見られなくなります。しかし、こどもたちは、本当に自立してその行動ができていたのでしょうか。

この対応が、愛着形成・愛着修復がしっかり意識された支援であったかどうかは、担任の先生が替わった際に確認できます。次の年、優しい先生に担任が替わると、一年間ただ我慢させられていただけであれば、途端に、こどもたちの不適切行動が怒濤のように溢れ出し、学級崩壊状態となってしまうのです。

そして、一番残念なのは、この優しい先生だけが、指導力がないかのような言われ方をされてしまうことです。第1章3で解説しましたが、週末、家庭で過ごしたことが嫌な体験と感じたこどもは、その気持ちを溜め込んで月曜日の朝、落ち着きがなくなり多動となります。ましてや、一年間溜め込んだ嫌な気持ちが次の年に爆発したら、どれほど大変な状況を生むでしょう。このような状態になった原因は、しっかり愛着形成できず、ただ「恐怖政治」で抑え込んだ前年度の先生にあるのではないでしょうか。この先生こそ、ご自身の力量について反省していただきたいと思うのですが……。

「褒める」という対応の問題点②：「愛情の摘まみ食い現象」

また、優しい先生がたくさんおられ、そういう先生方がみんなでかかわっているのに、愛着の問題が改善しないという実例にもたくさん出会います。これは、「みんなで勝手にかかわる・褒める」問題と言えます。

ここで改めて、愛着とは「特定の人と結ぶ情緒的なこころの絆」という定義を思い出していただきたいと思います。

愛着は「特定の人」と結ぶ関係ですから、「一対一」つまり一人と一人が結ぶ関係です。それなのに、複数の先生方が思い思いのかかわりをしてしまわれたら、こどもにとって誰が愛着対象かわからない「一対多」の状況を生み出してしまいます。こどもはそのときの気持ちに左右されて、そこにいる先生にかかわってもらおうとわたり歩きます。これでは、「一対一」でしっかりと関係を結ぶことができず、その都度、多数の人の誰かから少しだけ愛情をもらうという「愛情の摘まみ食い現象」を起こしてしまうのです。だから、これでは愛着形成・愛着修復に失敗してしまいます。

家庭でも、父親も母親も祖父母もみんなで思い思いにかわいがろうとすると、この「愛情の摘まみ食い現象」を起こしてしまいます。第1章③で述べたように、育児の機械的な交替も同様の現象を起こしやすくなるのです。

こどもがどう受け止めたかを確認できない「曖昧な褒め方」も効果がありません。「頑張ったね」「よくやってるね」「すごいね」という褒め方は、何を褒められたのかこどもにわかりにくい「曖昧な褒め方」です。これでは、こどもはどう受け止めて何をすればいいのかを学習できないのです。また、「先生（お母さん）、嬉しかったよ」などと、かかわる人が自分の気持ちを伝えても効果がないことは、「感情発達の未熟さ」を抱えているということを思い起こしていただければ、ご了解いただけるだろうと思います。

2 「愛情の器」モデルとは

★「愛情の器」モデルの構築

愛着障害、愛着の問題を抱えるこどもを理解した適切な支援をしていくことで、愛着修復につなげたいと思ったとき、支援としてただ何かをこどもに働きかけるだけでは不十分です。そのことを意識していただくことが必要だろうと考え、その支援の根底にある考え方をモデルにしようと思いました。

また、先節で「愛情欲求エスカレート現象」の説明をしましたが、これは支援において困難を極めるものです。「愛情を注いでいるのにこどもが改善しない」という徒労感を感じ、支援者を疲弊させてしまう、一番注目すべきこの現象をわかりやすく説明するモデルをつくる必要も感じました。そこで発案したのが、「愛情の器」モデルです（図2-1）。

実際には、後者の問題意識からスタートしました。筆者がこの愛着の問題が「通常の家庭のこどもに増えてきた」という実感を最初に抱いたのは、学童保育の現場でした。

ある学童保育の指導員の先生から、こんな相談をいただいたのです。

その子は、学校ではとてもいい子で、問題はいっさい起こしません。しかし、学童保育の部屋に「ただいま！」と帰ってくるや、豹変し、暴れる、壊す等の問題を起こすのです。学校でいい子でいることがストレスなのだろうと感じたその先生は、他児より愛情を注ぐ特別扱いをしました。そうすれば、たくさん愛情をもらったこの子は次の日からちゃんと落ち着いてくれるだろうと期待して。特別な対応をしたその日は少し落ち着いて過ごすことができました。

しかし、期待した次の日は、前日とまったく一緒で、行動のさまざまな問題が多発するのです。いや、実は、昨日と一緒ではありません。指導員の先生は昨日と同じような特別な対応をしたのですが、その子は「こんなの、もういらない！」と、昨日の対応では満足できない反応を示したのです。そして「もっとこれもしてくれ！」と、どんどん要求がエスカレートしました。その要求に応じても、次の日はもっと要求が上がります。

こうしたこどもは、今でもよく見かけますが、これは、もらった愛情を感じてしっかりと受け止めて貯めておく「器」が、ちゃんとできていない問題ではないかと考えたのです。

図２-１　「愛情の器」モデル

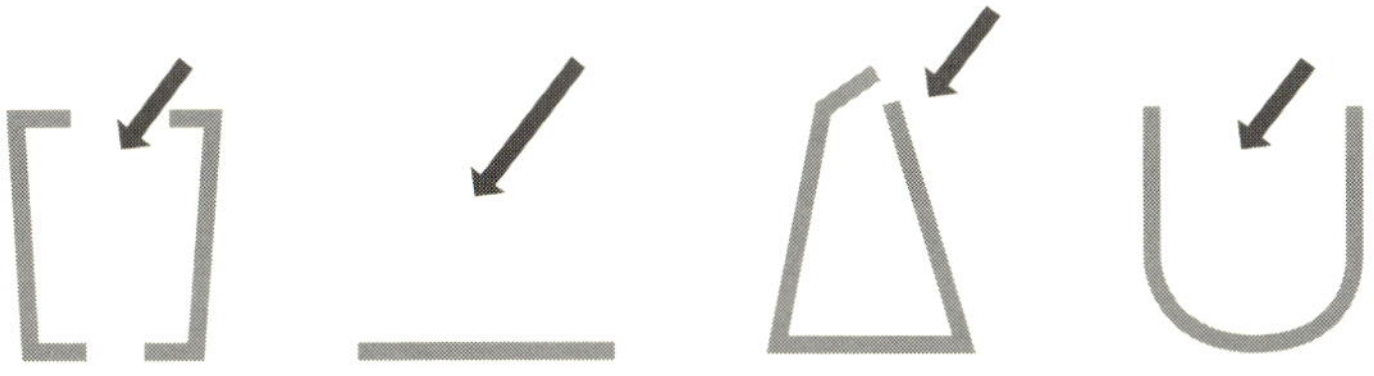

a. 底が抜けていて愛情が貯まらないタイプ

b. 器がなくて愛情が貯まらないタイプ

c. 愛情を受け取る口が小さく閉じるタイプ

d. 安定的な器があるタイプ

「愛情の器」モデルによるタイプの説明

この「愛情欲求エスカレート現象」は、「愛情の器」モデルによって説明されます。

人は、愛情でも音でもにおいでも刺激に対しては、最初は気づきやすいのですが、同じ刺激量が続くと慣れてしまって気づきにくくなります。これは馴《じゅん》化《か》という現象です。例えば、部屋に入った瞬間は芳香剤のにおいに気づきますが、部屋にいるとそのうち慣れてしまうというような現象です。愛情も、誰でも最初にもらったときはそれを快感と感じるのですが、次も同じ愛情を与えられただけではそれを愛情の快感としては感じられなくなります。

しかし、「愛情の器」モデルのｄタイプのように、以前もらった愛情を貯めておく「愛情の器」があれば、貯めてある以前の愛情と今もらった愛情が合わさって、どんな場合でも愛情を確かに感じることができるのです。

それに対して、ａタイプでは、もらった愛情を感じる器はできかけていますので、愛情を感じることはできますが、底に穴が空いていて、もらった愛情を貯めておくことができません。ですから、愛情刺激に馴化だけが起こり、次にもらった以前と同じ愛情を愛情とは十分に感じられず、もっと欲しがってしまう、「愛情欲求エスカレート現象」が起こるのです。

「愛情欲求エスカレート現象」を起こしやすいａタイプは、脱抑制タイプと言えます。身体接触を好み、注目されたいアピール行動も多いのは、愛情刺激をもらうことには敏感でも、もらった愛情エネルギーを貯めておくことができないから、いつも構ってもらおうとするのです。

それに対してｂタイプは、抑制タイプ・反応性愛着障害を表しています。そもそも愛情を入れる器ができていない状態だからこそ、人間不信で、人に近寄ろうとしないわけです。

ｃタイプは、自閉障害と愛着障害を併せ持つタイプを表しています。自閉障害があると、認知の障害のため、自分のこだわりの世界を大事にし、愛着対象を意識して愛情を受け取るという対人関係が苦手ですから、愛情を受け取る口が小さくなってしまいます。

さらに、ｃタイプの場合、「愛情の器」のフタが閉まっていることがあります。その場合は、いくら愛情を注いでも、受けることができないのです。ですから、「愛情の器」のフタが開いているタイミングを意識してかかわり、支援する必要があります。一度や二度、かかわりがうまくいかなかったからと言って、そのかかわりがダメだと判断するのでなく、後で、違うタイミングで支援したり、違う人が違う文脈や流れでかかわると、成功することも多々あるのです。

「愛情の器」を意識する支援

「愛情の器」モデルは、支援する側が「これをした」「支援した」だけで満足するのではなく、その支援が、こどもにどう伝わり、どう受け止められ、どう貯めておかれたかを確認することの重要性を指摘しています。支援は「何をしたか」ではなく「どう受け止められたか」で評価されるべきものなのです。

ですから、受け止められていないと感じたら、かかわり方をその子に合うように変えることはもちろんのこと、このかかわりを、与えた愛情を、こどもがどう受け取り、どのように貯めておくのかまでも、しっかり支援していく必要があります。

心理的な支援で大切と言われる傾聴や無条件の受容という対応は、愛着障害の場合にはむしろ弊害になることも多いのです。

傾聴という態度がいいとされるのは、クライエントの思いをしっかり聞くことによって、クライエントご自身がいろんな気づきを通してこころの整理をされることをお手伝いすることになるからです。しかし、愛着障害の場合は、そうしたこころの整理を自分で行うことはできないのです。ですから、傾聴だけしてしまうと、よけい混乱して、感情爆発が起こることもあります。また、無条件の受容は、満足するというこころの体験を十分していない愛着の問題を抱えるこどもの「愛情欲求エスカレート現象」を誘発してしまいかねないのです。

3

「愛情の器」モデルに基づく愛着修復プログラム

「愛情の器」モデルに基づく愛着修復プログラム（Attachment Restorer Program based on "Receptacle of Affection Model"）は、愛称として英語名の頭文字をとってアープラム（ＡＲＰＲＡＭ）と呼んでいます。このプログラムは、保育所、幼稚園、学校、施設等で、一年単位で展開していただけるようにつくっています。全体を四つのフェーズに分けています。

フェーズと称しているのは、段階（ステップ）と呼べるほど積み上げ式ではなく、行きつ戻りつしてもよいということです。また、対象のこどもに合わせて、「このこどもの場合は、このフェーズから始める」というように、比較的自由な運用をしていただけるようにとの意図を込めて名付けました。以下、それぞれのフェーズのポイントを説明しましょう。

第１フェーズ：受け止め方の学習支援

このフェーズでは、かかわりの受け止め方を学習することで、こどもの「愛情の器」づくりをすることを意識しています。単にかかわるだけでなく、かかわりをこどもにどのように受け取ってもらうかも指定するやりとりが大切です。

「キーパーソンの決定」

こうした学習をするには、どうしても一対一の状態が必要となります。そして、そもそも、愛着とは、特定の人と一対一の関係をつくることでしたから、やはり、一対一の関係性をつくらなければ、安全基地・安心基地を形成することはできません。

そこで、必要なのは、「キーパーソンの決定」です。この保育所で、幼稚園で、学校で、施設で、誰がこのこどもの愛着対象となり、誰と安全基地・安心基地を形成していくかを決めるということから始めなければ、すべての支援がしっかり愛着形成という形にまとまって成果として出てこないのです。

キーパーソンの決定は、「愛情の摘まみ食い現象」を防ぐことができます。多くの教員・大人が、ご自身の思いだけで勝手にかかわってしまうと、誰が愛着対象かわからない状態となり、こどもが混乱するのです。

では、キーパーソンを一人決めたら、後はその人に任せて、他の先生方は何もしなくていいのでしょうか？　違います。そんなことをしたらキーパーソンの先生は潰れてしまわれます。いや、さまざまな仕事をお持ちの先生が、いつもこどもの傍にいて一人でキーパーソンをすることなどできません。担任の先生がキーパーソンなら、他のこどもたちの担任でもある先生がその子だけといつもかかわるわけにはいきません。

また、赤ちゃんの場合で考えてみると、自分でできることが少ないですから、愛着対象である親御さんは、最初はいつも一緒にいる必要があります。しかし、こどもが二歳児、三歳児くらい以上になると、親御さんはいつも一緒を心がけなくても、キーパーソンになれます。

そもそも、キーパーソンは、いつも一緒にいることで安全基地・安心基地となるのではありません。キーパーソンとは、家で、保育所、幼稚園、学校、施設で、「その子のことを一番知っている人」になればいいのです。こどもにとって安心につながるだけの十分な情報を持ち、その上でこどもに合ったかかわりをすることで安全基地・安心基地になっていただけるのです。

いつも一緒にいることができないキーパーソンが「その子のことを一番知っている人」になろうとしたら、他の先生方はどのような役割を担うことが必要でしょうか？

まずは、「つなぐ」という連携です。愛着の問題を抱えるこどもから、直接、他の先生に「これして」という働きかけがあった場合、そのままかかわってしまうと「愛情の摘まみ食い現象」を引き起こしてしまいます。かといって、「先生は君のことは知らないからね、かかわらないよ」などというつれない対応をしてしまったら、こどもが傷つきます。他の先生は、「それね！　それだったら○○先生だよ」と、キーパーソンの先生のところまで連れていっていただくのです。そうすれば、その子の思いはキーパーソンにつなげることができます。

つないでいただいたキーパーソンの先生からすると、その子とかかわっていないときでも、いつでも他の先生が自分につないでくれると、一対一の関係になりやすいので助かるわけです。

また、キーパーソンの先生が何かで手が離せない状況の場合、「キーパーソンの先生のところに行っておいで」という対応だけでつなぐと、「せっかく行ったのに待たされた」という不満をこどもが持ってしまうことになりかねません。その場合は、キーパーソンの先生の手が空くまで、一緒にいて何かしながら待ってあげていただけたらと思います。

また、キーパーソンの先生が一緒にいられないとき、他の先生の誰かが見ておき、その情報を必ず、キーパーソンの先生に伝えます。キーパーソンへの「情報集約」です。「音楽の時間、こうしてましたよ」「休み時間、砂場でこんなことしてましたよ」というようにして、キーパーソンに情報集約することが、キーパーソンがキーパーソンになれるために必要なことなのです。

「感情のラベリング支援」

キーパーソンが一対一でやることで大切なことは、「感情のラベリング支援」です。

愛着の問題を抱えるこどもに、「どんな気持ちでやったの？」「叩かれた相手の気持ちわかる？自分も叩かれたらどんな気持ちになる？」と感情を問うても答えられません。「感情はこどもに問わない、感情は教える」のです。しかし、無理に感情を押し付けてもこどもは納得できません。感情は感情学習のプロセスを踏みながら教えていきます。

感情学習には、何をしたら（行動）、何が起こって（認知）、どんな気持ちになったか（感情）をしっかりつなぐことが大切です。「ジャンプしたら（行動）、手が天井に届いて（認知）、すごく嬉しいね（感情）」というように、行動と認知と感情を連合学習してつなぐのです。

しかし、これだけでは、愛着形成・修復にきちんとした効果は出ません。それは、この感情を誰と一緒なら、安心して感じることができるのかという愛着対象の意識がなければ、安全基地・安心基地があるという認識が深まらないからです。そして、愛着対象の意識がなければ、感情学習の効果も上がりません。いわば、行動・認知・感情をくっつける接着剤の働きをするのが愛着対象です。その感情がプラスの感情の場合は「この人がいてくれたからこそ、この気持ちになれた」と思えること、マイナスの感情の場合は「この人がいてくれると、この気持ちになっても大丈夫だ」と思えることが重要なのです。

第1章[2]で、愛着障害が今、増えている理由として「刺激過多」の現状を指摘しました。例えば、親が遊園地に連れて行ってこどもが喜んでいると、親は「私が連れて行ったからだ」と思うかもしれません。しかし、こどもが「楽しかったけど、あれっ、お母さんいたんだ？」と思ってしまったとしたら、愛着形成には逆効果です。刺激が多いことが親刺激の効果を相対的に下げていることに留意すると、この「誰と一緒に」その行動・認知・感情体験をしたのかということが、一番大切な働きかけということができるでしょう。

その意味で「○○先生と一緒なら～できて、嬉しかったね！」という、「○○と一緒なら」ということばかけが、愛着形成のいわば〝魔法のことば〟なのです。

第２フェーズ：こども主体・大人主導の働きかけ

「主導権を握るための先手支援」

「愛情欲求エスカレート現象」は、こどもが先手を取り、「これして」という欲求をしたことに、「後から」応えることによって助長されていきます。したがって、キーパーソンは、あくまでも先手を取るという「先手支援」によって、主導権を握る必要があります。

愛着修復で後手にまわると必ず、その支援は成功しません。それは、こどもが先手を取ると、こころの基盤がない状態で主導権を握りますから、不適切な行動を自分のペースでしてしまい、そのことに自分自身も惑わされて、よけい混乱してしまうからです。

その意味で、どちらが主導権をとるかという、いわゆる「主導権争い」のように見えますが、これは、決してこどもを上から支配してしまうことを推奨しているのではありません。もちろん、愛着の問題を抱えるこどもは、自ら相手を支配しようとします。認められた経験の薄いこどもは、相手より強く出て、支配することでしか、人間関係の安定を維持できないと思ってしまうのです。しかし、結局、安心はできませんから、この支配欲もどんどんエスカレートしていきます。

このようなこども主導の状態では、決してこどもは自立していけません。キーパーソンが心がけたいのは、まず、このこどもに愛着という安心できる基盤をつくるために、主導権を一時的に握らざるを得ない、ということです。この主導権は、こどもが気持ちよく主体的に動ける道筋をつくるための主導権であり、自立支援の基盤づくりのためです。

ですから、かかわってもらえずに放置されてきたこどもにも、親の言いなりに支配されているこどもにも、こども自身が主体的に動けるようになるために、適切な働きかけをして、こちらが先手を取って行動を促します。「これならきっとできるよ、一緒にやってみよう」と投げかけ、それができたときには「やっぱりできたね！」と褒めて認めることが大切です。安心基地との関係性を意識した認められ感が、そこで一番重要なことなのです。

かかわってもらってこなかったこどもにとって、これは新鮮な喜びです。また、単に支配されていたこどもには、自分の気持ちと無関係にさせられていたのと比べて、この人は自分の気持ちを察知して、本当にしたかったことを見つけて一緒にしてくれようとしているということが嬉しく感じられるのです。

どのように屈折してひねくれたようにみえるこどもにも、この純粋な回路はどこかに必ずつくれます。本人の「みかけの抵抗」に騙されず、〝本当にこの子がしたいであろうこと〟を感受性豊かに察知することが、キーパーソンに求められる技量です。

そして、たとえ、こどもが先手を取って「これして」と言ってしまう状況をつくってしまっても、「それしてと言ってくると思ってたよ！」と返します。不意をつかれても「そろそろ来る頃だと思ってたよ」と切り返します。こうした主導権は、こどもにとって、とても安定した対応に見えるのです。「どうしたの？」と不安げに聞いてしまったら、こどもは安心感を感じられず、感情が混乱してしまいやすいのです。

「主導権を握りやすくする連携体制」

こうしたキーパーソンの感受性の技量は、先ほどの第1フェーズで述べた「情報集約」と「つなぐ」ということで、可能となります。

「情報集約」は、この主導権の獲得に効果をもたらします。その子のことをたくさん知っているからこそ、その子が何が得意か、何をしたがっているのかを察知しやすくなるのです。担任の先生がキーパーソンの場合、例えば音楽の時間のことを先に音楽担当の専科の先生から聞いておけば、教室に帰ってきた瞬間、「さっきの音楽の時間、大きな声で歌ってたそうだね！　頑張ったね！」と迎えることができ、主導権を握れるのです。情報を取得しておかないと、「さっき、音楽の時間、どうだった？」と、担任の先生がこどもに聞かざるを得なくなり、主導権をこどもに握られてしまいます。

そして、「つなぐ」ときには、大切なことがあります。例えば、キーパーソンの先生が他の先生に「この時間、一緒に工作に付き合ってあげてください」という依頼をするとしましょう。この依頼は、必ず、こどもの前で、キーパーソンがその先生に依頼します。そうすることで、キーパーソンが基地であり主導権を握っていることがこどもに伝わります。

工作が終わったら、一緒に活動した先生とこどもがともに、「この作品、キーパーソンの先生に見てもらおうね」と言いながらキーパーソンのところに報告に行きます。「これ、つくりました！」と見せて、キーパーソンに「こんな素敵なものつくったんだ！　頑張ったね！」と、しっかり褒めて認めてもらう機会をつくるのです。こうすることで、「必ず、キーパーソンから出発し、キーパーソンに戻る」という基地機能を意識しやすくしていくわけです。

第3フェーズ：他者との関係づくり

キーパーソンの先生が、こどもと一対一の関係を築いて、安全基地・安心基地機能ができてきますと、つい、他のこども、他の先生ともこれでうまくいくと期待してしまうことがよくあります。また、もう二学期だからとか、もう○年生だからと、時期や年齢でこどもの行動に過剰な期待をしてしまうこともあります。さらには、進級、卒業が近づいてきて、「早く私がいなくても大丈夫な状態にしなくては」と焦ってしまい、かえって関係が逆戻りしてしまうこともよくあります。これは探索基地機能の意識の希薄さから来ています。

愛着形成は時期や年齢などの外的要因とは関係ありません。形成されてきた関係、絆の強さが重要です。また、愛着形成が一人とできたなら、その人を媒介に他の人とつなげていくことによって人間関係は形成されます。いきなり、他の人につながりなさいという期待はできないものなのです。

こうした一対一の関係を「探索基地づくり」を意識して、他者との関係につなぎ、広げていく支援が第3フェーズです。これらの支援を総称して「橋渡し支援」と呼んでいます。対象のこどもと他のこどもや大人とをつなぐ支援です。対象児童生徒と他の相手の間にはトラブルが起きやすく、間に川が横たわっているとイメージしてみてください。その川をいきなり「自分で泳いでいきなさい」というのは酷です。その上を歩いていける橋に、キーパーソンがなるのです。

具体的には、キーパーソンが他のこどもや大人と対象児童生徒とのやりとりに一緒に付き合うのです。そんな面倒なことをと思われるかもしれません。しかし、放っておくと、トラブルが多発して、後からのフォローや対応がたくさん必要となり、結果的にそちらのほうが面倒です。

そうです、こうした他者との関係づくりも、「後手」を踏むのではなく「先手」をとることが大切なのです。

では、キーパーソンの立ち位置に注目しながら、具体的な「橋渡し支援」のポイントをご紹介しましょう。

「橋渡し支援」第一段階

「橋渡し支援」には三つの段階を意識していくといいと思います。まず第一段階は、キーパーソンが橋になり、どのやりとりもキーパーソンを通して行います（図2-2）。ここではキーパーソンは通訳の役割を果たします。

図2-2　キーパーソンの立ち位置①

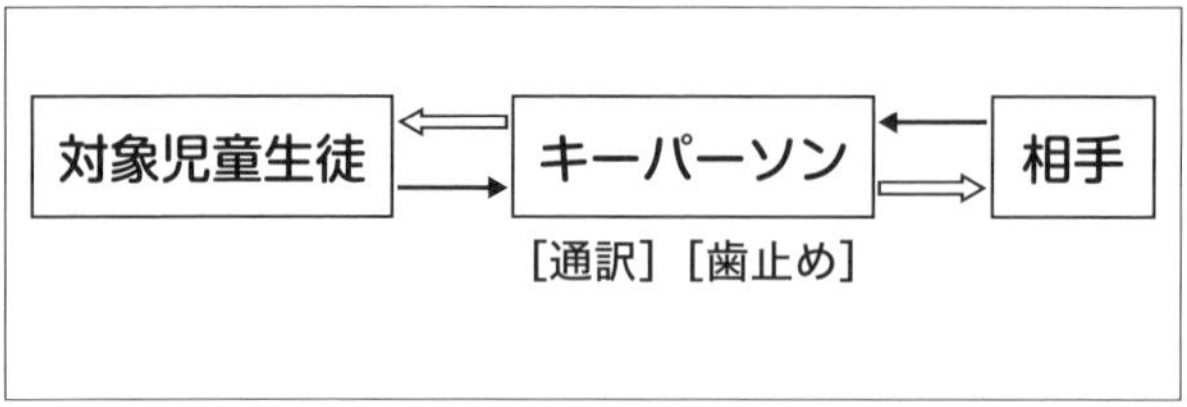

例えば、対象児童生徒に「あそこでみんなと遊んでおいで」と言うだけだと、その子はボール遊びをしているこどもたちの間に割って入り、ボールを取って逃げてしまいます。集団への入り方を知らず、自分がしたいことを優先してしまうのです。最初は、キーパーソンと一緒に、遊んでいるこどもたちのところに行って、対象児童生徒に「ここに入って遊びたいよね、そんなときは『入れて』と言うんだよ」と言いながら、「さあ、先生と一緒に言おう」とキーパーソンがモデルになって実演します。キーパーソンが主導権を握っていることが大切です。そして、「ほら、こうすれば入れてもらえたね」と必ず確認します。これが参照視に誘う「参照ポイントづくり」（第4フェーズで後述）につながります。ただしこのとき、前もって、キーパーソンから、遊んでいるこどもたちに「後で『入れて』って行くから、必ず『いいよ』と迎えてあげてね」と伝えておくといいでしょう。

こんな事例がありました。キーパーソンと対象児童生徒で、ある先生のところに、お願いをしにいきました。ちょっとよくないことをしてしまったことに関するお願いだったので、その先生は、いきなり、そのこどもに「自分のやったことがわかっているか」と叱ってしまわれたのです。予期せぬ叱咤に、その対象児童生徒は感情が混乱してしまい、暴れてしまいました。初期段階では、必ず前もって、相手に「こう答えてください」とお願いしておくべきなのです。

また、対象児童生徒が、相手の言動を曲解して受け止めて混乱することもよくあります。相手のことばが「自分を責めている」「バカにしている」などと勘違いして、攻撃してしまうのです。特に自閉傾向のあるこどもは、ある特定のことばに極端に反応しやすいことがあり、周りのこどももおもしろがって、よけいに囃し立てるようにその子に言ってしまうことがあります。そんなときも、キーパーソンの通訳の役割が必要です。「あの子が言ったあのことばは単なる挨拶ことばだよ。バカにしているんじゃないよ」と、行動だけからでは見えない相手の意図、感情、すなわち、「相手の子はなぜそうしたのか」「どんな気持ちでそうしたのか」をしっかり伝え教えます。

そのうえで、対象児童生徒の感情、意図をしっかり確認して、「だから、あなたはこう答えたらいいんだよ」と、具体的な言い方を例示します。「こういう気持ちのときはこうする」「こうしたいと思ったらこのようにする」ということを具体的にしっかり教えることが大切です。

こうした通訳の機能には、「歯止め」の効果もあります。対象児童生徒がついやってしまう、他者との間の不適切な言動は、制止したり叱ることでは絶対になくなりません。キーパーソンの適切な通訳機能によってしっかり別の回路でつなぐことでこそ、「これならつながる」とこどもが気づいて、不適切な言動を抑えることができるようになるのです。

「正の橋渡し支援」と「負の橋渡し支援」

このように、キーパーソンが通訳という行動のモデルを示すことで、対象児童生徒と相手との間で、意図・気持ちを認知し伝達支援を行い、結果的に歯止めにもなっているという支援を「正の橋渡し支援」と呼びます。これは行動支援が中心となりますので、こどもに「こうすればいい」という行動モデルを示すことにもつながります。（キーパーソン＝通訳（行動モデル））

一方、トラブルが起こってしまった後にキーパーソンが介入して、最初から歯止めの役割をする支援を「負の橋渡し支援」と呼びます（キーパーソン＝歯止め（認知モデル））。ここではキーパーソンは両者の気持ちを必ず個別に一対一で受け止め、預かります。両者を同時に呼んでお互いの前で聞き取るのは絶対に避けねばなりません。両者の言い分が必ず違ってきて、あちらを立てればこちらが立たず状態になります。どちらかに偏った判定をしてしまうと禍根を残します。ですから、「わかった、その気持ち、先生に伝わった、預かるよ」と、言い分の違う双方の思いをしっかり預かって保留します。それをキーパーソンは、相手にいつ、どのように伝えるかをゆっくり考えて、一番いいタイミングで自分のことばで伝えるのです。こうすれば、両者の感情むき出しの瞬発的なやりとりを防ぐことができます。考える時間をゆっくり持つことは、キーパーソンだけでなく、こどもたちにとっても冷静になれるチャンスになります。

「負の橋渡し支援」は、このように相手の言い分をいつ、どのように伝達すると一番効果的かということを判断する歯止めを最初から意識した認知支援です。ですから、こどもには、「こう受け止めればいい」という認知モデルを呈示していることになります。

全部相手が悪いと主張する対象児童生徒の主張と相手の主張が食い違うときなどにも、この対応が使えます。それぞれのとらえ方、すなわち認知をキーパーソンが付き合わせて、折り合う部分を見つけ、双方に呈示します。あるいは、それぞれには違うことを伝えることで、一旦、トラブルを回避することもできます。対象児童生徒には「やっていないと言いたいんだね、わかるよ」と伝え、相手のこどもには「やられて嫌だったね」と伝え分けるのです。絶対に自分が悪いと認めない対象児童生徒と相手を対峙させても、トラブルが増幅されるだけです。

また、対象児童生徒の言動に傷つき、「ひどい」と訴える他のこどもへの対応にも使えます。対象児童生徒は謝罪しようとせず、それを無理強いしてもよけいに反抗的になり、謝らせることが困難な場合が多くあります。そんなときは、対象児童生徒に謝らせようとはせず、相手のこどもに、キーパーソンが代わりにしっかり謝罪します。「きっとあの子も謝りたいけど、まだ素直になれなくて無理なので待ってあげてね」と伝えるのです。

「橋渡し支援」第二段階

「橋渡し支援」の第二段階では、キーパーソンは、直接の〝橋渡し〟から一歩立ち位置を引い

図2-3　キーパーソンの立ち位置②

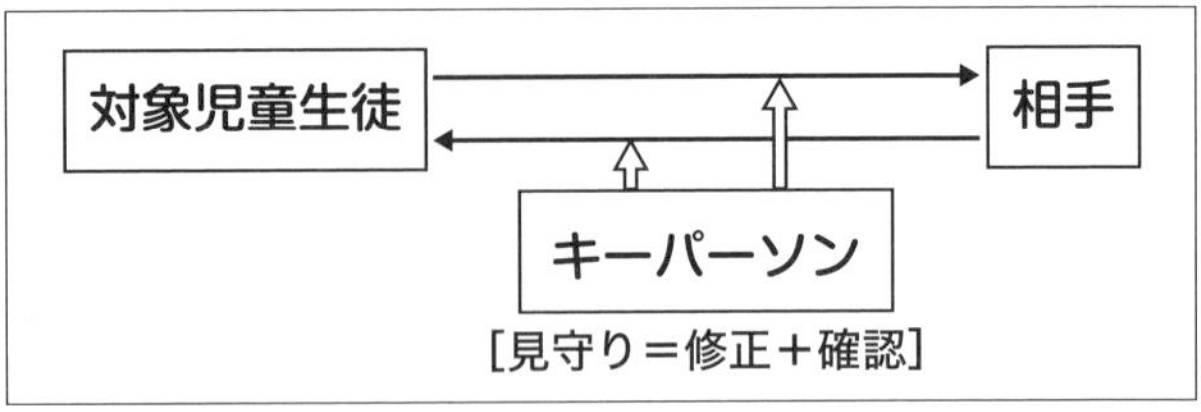

て、その場で、対象児童生徒と相手のこどもとのやりとりを見守ります（図2-3）。

見守りながら、違った行動や間違った認知（とらえ方）があれば、「そうするんじゃなかったよね、こうするんだったよね」とか「こんなふうに受け止めてないかな？　こう受け止めていいんだよ」と修正をします。また、その場で、対象児童生徒から「こうするんだったよね」とか「こういうことだと思えばいいんだよね」という参照視を受けて、「そうだよ」と確認することも行います。これも第４フェーズの「参照ポイントづくり」につながります。

そして、このキーパーソンの立ち位置は、探索基地としての機能であり、こどもたちがかかわっているその場にまで出張していく「移動基地」と言えます。〝橋渡し〟としての直接的な機能が、移動基地にまで軽減されたわけです。

「橋渡し支援」第三段階

いよいよ、「橋渡し支援」は最終段階です（図2-4）。

対象児童生徒は、キーパーソンと離れるときに、「こうするんだよね」と確認してから、他のこ

図2-4　キーパーソンの立ち位置③

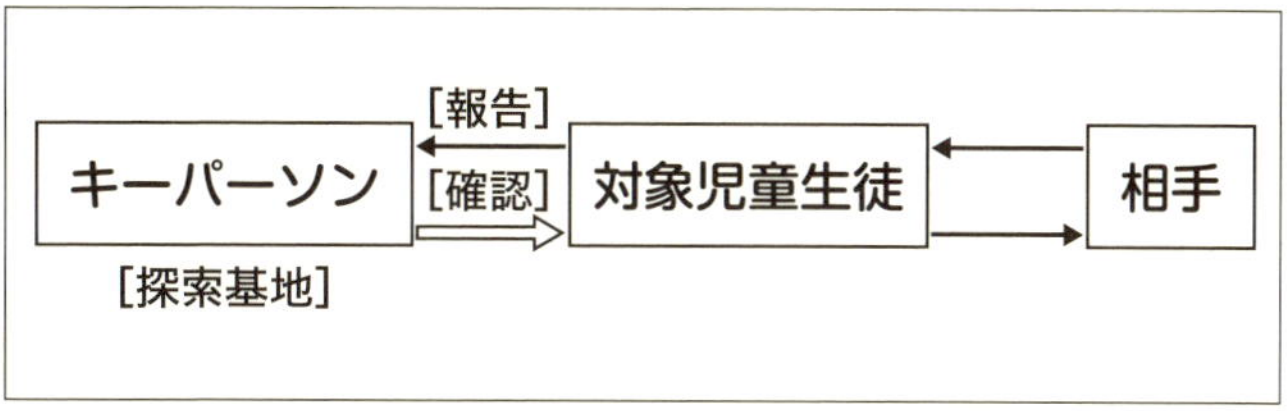

どもや先生のところに出かけていきます。すなわち、必ず確認をすることを行動始発として意識します。

そして、キーパーソンのところに帰ってきたとき、「こうしたよ」と報告し、キーパーソンから「それでよかったよ」と褒め、認められるのです。

最初は、「確認してから行こうか」とか「ちゃんと報告してね」と、必ず、キーパーソンからこの確認と報告をするよう促すことが大切です。そして、確認と報告が常態化してきたら、報告の際、その行動がなぜうまくいったか、その行動はなぜ少しうまくいかなかったかの原因について、確認します。このときもキーパーソンはその原因をこどもに問うのではなく、こちらから教えるようにします。

こうして、キーパーソンは対象児童生徒と一緒に行動しなくてもよくなり、固定基地化されました。これこそが、キーパーソンが探索基地として機能し、愛着形成がほぼ完成してきたことを意味しています。そして、こうした橋渡し支援を通して、他の人とつながれる経験は、対象児童生徒にとって非常に嬉しいことであり、それを実現してくれたキーパーソンへの信頼度は絶大となります。

また、その結果、キーパーソンだけに固執するのではなく、キーパーソンという基地から離れても大丈夫という自己信頼につながっていくのです。そうして体験する世界は魅力的なものに感じることでしょう。キーパーソンにいろいろな報告をすることで意欲の基盤はさらに強く形成されていきます。学習やさまざまな活動はこうして飛躍的に改善、向上していくのです。

第4フェーズ：自立のための支援

自立支援のフェーズが必要な理由

愛着修復プログラムＡＲＰＲＡＭは、キーパーソンはしっかり交替できることを意識して作成しました。キーパーソンになった教師がずっと卒業までキーパーソンをしなければならないと思ってしまうと、引き受け手がいなくなります。また、転勤等でいつキーパーソンを替わらないといけない事情ができるかもしれません。ですから、一年交替可能を実現しました。

また、キーパーソンがいつも一緒にいることができない学校・幼稚園・保育所では（もちろん、こどもが大きくなれば、いつも一緒にいる必要はないことはすでに指摘した通りです）、キーパーソン経験者が数名いることは、対象児童生徒にとっては、かえって安心できる体制となります。次節で、こうした支援成功のためのコツを紹介しますが、複数のキーパーソンが一番手、二番手というように順位づけられて存在する体制は、安心の体制なのです。

キーパーソンの交替を可能にするには、キーパーソンが交替しても、安全基地・安心基地・探索基地機能に大きな影響を与えない工夫が必要です。それが第4フェーズの自立支援です。

図2-5　キーパーソンの立ち位置④

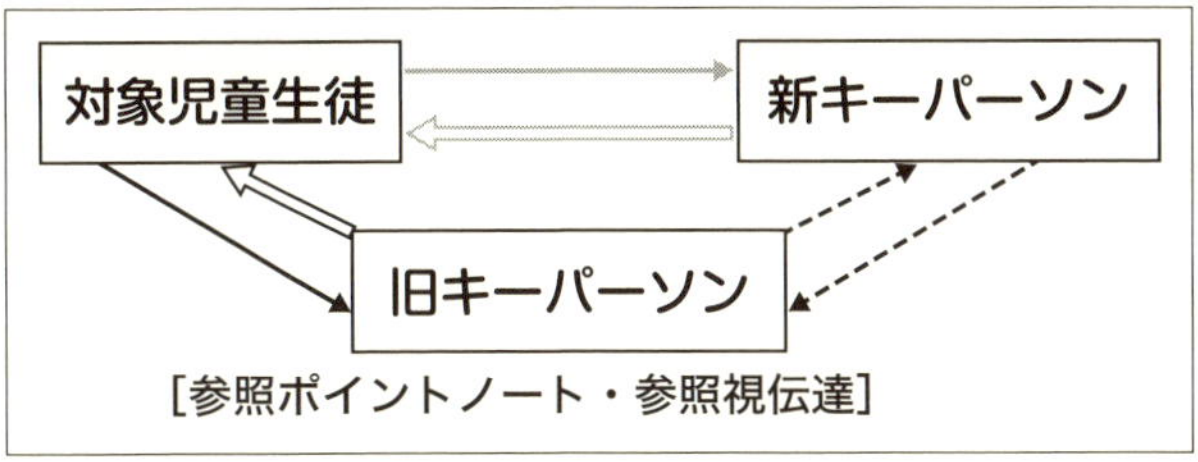

★「参照ポイントづくり」

キーパーソンと完全密着して基地機能を形成してしまうと、キーパーソンがいればできるけれど、いなくなったり交替するとたちまち基地機能は崩壊してしまうことになります。したがって、第3フェーズで指摘した「参照ポイントづくり」とは、キーパーソンがいなくなっても、キーパーソンが交替しても、その認知・行動・感情のセット行動がいつもできるために、「自分の中に参照できるポイントをつくる作業」です。

例えば、適切な行動では「こうすればこうなって嬉しい」から「いつもしよう」、不適切な行動では「こういうとき、こうすれば、こんな嫌な気持ちになる」ので「しないでおこう」というパターン学習をキーパーソンと確認しながら実施していきます。

この確認作業の中で、キーパーソンがいなくても「こういうときは、こうすればいい」というパターンが習得できるのです。そして、「それができるための条件は何か」という条件意識もはぐくむことが大切です。

受け渡しの儀式

最後に一番大切なのは、今まで担当してきた旧キーパーソンと対象児童生徒と、次年度、担当することになった新キーパーソンの三者で「受け渡しの儀式」をすることです。こどもが知らない間に旧キーパーソンが消えていて、突然、新キーパーソンが担当する、というような事態は絶対、避ける必要があります。

旧キーパーソンと対象児童生徒は、新キーパーソンの前で、「こんなときには、こうすればできる」「こんなとき、こうしてしまうので、こうして防ぐ」という参照ポイントを披露してみせるのです（図2-5）。

参照ポイントは数が多くなれば、小学生中学年以上なら、「参照ポイントノート」としても呈示できます。小さいこどもの場合は、「こうだったよね」と二人で実演することで参照視伝達します。

この儀式があれば、対象児童生徒は、新キーパーソンの前で、この人はどんな人かと不安になって愛情試し行動をする必要はなくなります。新キーパーソンも年度当初、「この子はどんな子だろう、これをしてもいいかな、こうするとよくないかな」と手探りの支援をしなくてすむのです。

4 愛着形成・修復の支援が成功するためのコツ

「愛情の器」モデルに基づく愛着修復支援プログラムＡＲＰＲＡＭの概要を説明してきました。基本はこのプログラムの趣旨に則って、こどもへの支援をしていくことで愛着形成・修復に成功します。しかし、それぞれの学校・幼稚園・保育所などの現場でさまざまな事情があり、またこどもの特性、特徴によっても対応の工夫が必要です。そこで、支援成功のためのコツを紹介しましょう。

自分は「受容」が得意か、「主導」が得意か

それではまず、こどもの愛着対象となるキーパーソンに求められる基本的な姿勢から見ていき

ましょう。

前節までに述べたように、こどもに対して「先手」をとることが愛情欲求エスカレート現象を防ぐために必要でした。そもそも「愛情の器」をしっかりつくるためには、器の入り口を広げたりフタを開けたり、また、抜けている底を修復するためにも、キーパーソンが「主導権」をとることが大切です。

一方で、その主導権をキーパーソンの思いだけで行使しても、こどもの思いに合わないと成功しません。無理に言うことを聞かせるのでは、こどもを力で支配することになり、それこそ、愛着の問題をキーパーソンが引き起こすことになってしまいます。「こども主体」で「大人主導」という第2フェーズのポイントを思い出してください。そのためには、こどもの思いをしっかり「受容」することが大切です。

得てして、主導権を握るのが得意な人は受容が苦手で、こどもの思いを無視しやすく、受容が得意な人は主導権を握るのが苦手で、こどもに主導権を奪われやすいものです。しかし、大丈夫です。自分がどちらが得意でどちらが苦手かをしっかり意識することで、克服することができます。

自分が苦手なほうをしっかり意識的に行使しようと、意識するようにします。例えば具体的な台詞や行動を設定しておいて、これを必ず言おうと決めておきます。こうした意識をしないと、自然に得意なほうに頼った支援に偏りがちになるのです。

★こどもに合わせたキーパーソンを選定する

キーパーソンには誰が適任なのでしょうか。キーパーソンは「いつも一緒にいなければならない人」ではなく、「ここでその子のことを一番知っている人」ですから、この人でなければという決まった役職や立場はありません。学校・幼稚園・保育所などの施設の現状に応じて決めていただいて構いません。クラス担任（学年担任）、副担任、学年主任、加配保育士やＴＴ、養護教諭、特別支援教室担当、特別支援教育コーディネーター、教育相談担当、生活・生徒指導担当、管理職、支援員、校務員、施設指導員、心理士等、いつもそこにいる人なら誰でもなれます。しかし、こどもの特性によって、心がけるべきことがあります。

まず、愛着の問題が軽ければ、クラスで担任が少し重点的に、あるいは先手でかかわって一対一の関係をつくることで、キーパーソンになれます。その場合、特に重要なのは、朝、こどもが来たら、まず必ず一対一になって、こどもの感情状態のチェックをして、何かを一緒に行ってプラスの感情を体験し、安心基地機能を担うことです。そして、帰りの会の後は、また必ず一対一になって、今日を振り返り「これをしたのが楽しかったね」と感情のラベリング支援をしてから、帰宅させるようにすることが大切です。また、授業中でも、必ず一時間に数度、一対一で「これできてるね」と確認するといいでしょう（こうした一対一の特別扱いに対して、他のこどもがひいきだと訴えることがよくありますが、そうした対応は、第２章5でクラス支援として触れます）。

しかし、愛着障害の程度が強いほど、個別性の高いキーパーソンが望ましくなります。すなわち、物理的にも個別の活動ができ、一対一になりやすいキーパーソンが必要となります。養護教諭、特別支援教室担当、管理職、支援員等が適当となるのです。なぜなら、愛着障害のあるこどもは、他のこどもがたくさんいる状態、すなわち「一対多」の状態が一番、安全・安心を感じられず、感情の問題を引き起こしやすいからです。

また、脱抑制タイプの愛着障害の場合は、どちらかというと主導権を握るのが得意な主導権タイプの人が、自閉障害と愛着障害が併存している場合は、特異なことを言われても動じず、あるときはそっとしておくこともできる受容が得意な受容タイプの人が、キーパーソンに向いています。抑制タイプに必要なのは安全基地ですから、主導権も受容も意識しない、あまりかかわらないタイプの人が向いています。

感情と行動を区別したかかわりが大切

まず、こどもの感情（気持ち）と行動をいつも区別した対応が必要です。「これをしよう」「先生と一緒に」とまず先手をとり、行動の後には「これをしたら、こうなって、こんな気持ちになったね」と毎回確認する支援をいつも心がけることが大切です。同じ行動をしてもいつも同じ気持ちになっているとは限らないからです。

また、こどもが先手をとって「これして」という要求をした場合も、そのしてほしい内容が行動の要求ですが、その要求を拒否しても、受け入れてもいけません。拒否すると拒絶感を与え、こどもに感情混乱を引き起こし、攻撃的行動を誘発してしまいます。要求を受け入れると、愛情欲求エスカレート現象が起きてしまいます。では、どうしたらよいのでしょうか。

よく、「どういう行動なら許容して、どういう行動は認めてはいけないか」という質問をいただきますが、「していい行動」「してはいけない行動」というような行動による区別は意味がありません。行動を受け入れたり拒絶したりするのではなく、その行動をしたいと思った気持ちを必ず受け入れることが大切なのです。

例えば、「それをしてほしいと言いたくなったあなたの気持ち、よくわかるよ」と対応します。その上で、（それに応える形になると主導権をこどもが握ったままになりますから）「だったらこれをするのが一番楽しいよ、一緒にしよう」と別の行動に誘い、それをするのです。要求通りの行動をするときにも、「それ、先生がしてあげようと思っていたことだよ」と主導権を握り返して、「特別に先生としようね」と特別感を出して主導権をさらに強化して誘うといいでしょう。

また、感情のラベリング、感情学習においては、こどもの知的段階や認知特性に応じて、気持ちをことばという聴覚情報で表したほうがいいか、そこに表情という視覚情報を加えてそれを重視するか、もっと模式化して顔カード等の視覚刺激を使うか等、使用する呈示手段の工夫は必須です。大切なのは、その子にわかるかどうかということです。なるべく具体的な行動と感情を結びつけ、指示も具体的であることが大切です。

ご褒美シール等の視覚刺激が愛着の問題を持つこどもになかなかうまく機能しないという相談

もよくいただきます。それは、そのシールの報酬効果をどの感情と結びつけて受け止め、それを次にどう活かすかという、感情ルートがこどもに意識されていないからです。そのシールをもらったことをどう受け止め、どうしていくことで自分のプラス感情と結びつくかを教える必要があるのです。

支援の目標としての「こころの過半数」

どの程度までいけば支援が成功したのかという基準としては、こどもとキーパーソンがお互いに、気持ちの共有ができることが安心基地機能のポイントです。こどもが参照視をして確認してから行動を始め（行動始発）、その行動をキーパーソンに報告できることが探索基地機能達成のポイントです。

最初の頃はなかなかうまくいかず、いつまでこうした状態が続くのだろうと疲労感に襲われることもあるかもしれません。まず、キーパーソンは、自分のやっていることは、不適切なことをやめさせようとしているのではなく、適切でプラスの感情を引き起こす行動を一緒にたくさんすることで、結果的に不適切な、してほしくない行動の生起確率を下げているのだという認識が必要です。

最初は当然、不適切行動の生起確率が一〇〇％近くを占めています。キーパーソンのかかわりによって、適切でプラスの感情を引き起こす行動が少しずつ増えていきますが、最初の頃は、「昨日はこれができるようになっていたのに、またこんなことをしてしまって」という不適切行動に凌駕されてしまう経験を多々します。ところが、適切でプラスの感情を引き起こす行動が「過半数」を超えた瞬間、劇的に不適切行動が減るのです。ですから、「こころの過半数を目指す」と思って、それを目標にするのがいいでしょう。

もう一つ、この「こころの過半数」が近くなった頃、初期の頃によくしていた「愛情試し行動」が再発することがあります。それは、「この人を本当に信用していいのか？」という最後のチェックなのです。この行動に、キーパーソンや里親さんなどが動揺されることがよくあります。いったんできていた行動ができなくなったり、また、逆戻りのように見える現象に惑わされたり。でも、ショックを受けてはいけないのです。ここで動じず、「もうすぐ過半数なんだ」と意識していただくことが、この最後の山を乗り越えることにつながります。

発達段階によるキーパーソンの機能の違い

乳幼児期には一緒にいる時間が長いほうが愛着形成しやすいのは、もちろんどの子も感情発達が未熟であることと関係しますが、それより、自立行動、すなわち、一人ではいろんなことができないことが一番の理由です。ですから、乳幼児には、そうした安全基地・安心基地機能が重要です。

それが児童期になるとほとんどの自立行動はできますから、その人と一緒にいるとほっとするという一対一の時間を少し持って過ごす安心基地機能を基盤として、その上に「こんなことをしたよ」と報告してそのプラスの感情が増幅される探索基地機能が中心となります。

思春期から青年期では、第3フェーズの支援で指摘した「橋渡し支援」の機能が重要です。こどもにとって、キーパーソンを通して、「誰かに、何かに、しっかりつながれる」との思いが一番、大切だからです。したがって、大事なのはキーパーソンは、こどもが卒業までに「誰かに相談すればいいんだ、そんな人がいるんだ」という感覚を培うことを目標にすることです。中学校・高等学校・支援学校高等部の先生に、卒業までにこどもは何ができるようになればいいかとよく相談されますが、その答えがこれなのです。

大人の愛着障害への支援では、「私は悪くない、みんな周りが悪い」と思っている自己防衛の特徴が蓄積されやすくなっていることに留意しながら、その人を「責めない」しかし「要求には真正面から応えない」を意識しながら、「どう折り合いをつけるといいか」という落としどころを本人とともに確認することを目標に支援します。一緒に「これでもよかったんだ」と確認できることが大切です。そして「いつ頃にはこうなりますよ」というある程度の見通しを伝えられるようなことからやっていくと成功しやすいでしょう。

キーパーソンをリーダーとしたチーム支援の大切さ

第1フェーズの支援として、キーパーソンを決めたら、キーパーソン以外の人は「つなぐ」ことと「情報集約」することが大切だと指摘しました。さらに支援の効果を上げるには、キーパーソン以外の人の構造化が大切なのです。キーパーソンがいないとき、他の不特定の手のあいた人がかかわるのではなく、サブキーパーソンとして、二番手、三番手のキーパーソン補佐を決めておくと、安全基地・安心基地機能が担保されやすくなります。

キーパーソン経験者（旧キーパーソン）がいれば最適ですが、フォローしやすい人を決めておきます。施設等では交替勤務が常ですから、キーパーソン不在時のサブキーパーソンを必ず決めておく必要があります。状況によっては、同じクラスやクラブのこどもが、サブキーパーソンとして機能することもよくあります。機能別に、「遊ぶ相手はこの人」「勉強を教えるのはこの人」等、決めておくのもいいでしょう。

そして大切なのは、それらのサブキーパーソンは必ず、対応した後、こどもの前で、キーパーソンに報告することです。これをしないと、キーパーソンの地位がサブキーパーソンに脅かされることになります。キーパーソンがいないときに対応してくれた人の評価がこどもにとって上昇するからです。報告をすれば、すべてキーパーソンの枠組みの中で行われたことであることがこどもに伝わります。これが大切なのです。

このことでわかるように、たとえキーパーソンの先生が若手であっても、こどもの前で、ベテランの先生や管理職がキーパーソンの先生を叱咤、指摘するということは絶対してはいけません。こどもにとってのキーパーソンの地位を壊してしまうからです。愛着の問題を抱えるこども、特に自己高揚タイプのこどもは、「誰が誰より強いか」「どちらが上か」ということに敏感です。キーパーソンが指摘されたり注意されたりする状況を目の当たりにすると、キーパーソンの安全基地・安心基地としての機能が揺らいでしまいます。キーパーソンの確固たる地位をこどもの前では必ず確保するよう、周りの先生が動くことが大切なのです。

また、キーパーソンが「ここでは一番、その子のことを知っている」のですから、キーパーソンの提案に他の人たちがいきなり逆らうということはなるべく避けます。とりあえずそう動いてみて、後でみんなで検討会を開き、適切な振り返りを行ってその支援を評価していくことも重要です。これがキーパーソンをリーダーとするチーム支援が成功するコツです。

★「叱る」と「褒める」の意味を改めて考える

第2章①で「叱る」と「褒める」の問題点を指摘しましたが、もう一度、「叱る」の意味と「褒める」の意味を吟味してみたいと思います。

「叱る」には行動を変える機能はありませんが、これがよくないことであることを知らせる「情報提供機能」はあります。もちろん、知らせたからと言って、その行動はなくなりません。しかし、そうした期待をせず、「これはいけないことだよ」ととりあえず知らせておくことは必要です。「叱る」に行動を変える効果がないということを「絶対叱ってはいけない」と受け止め、叱らないようにすることで、まるで腫れ物に触るかの扱いとなり、かえって、こどもが支配してしまっている状況にもよく出会います。これはまったくの逆効果です。何をしても叱られないと、こどもは天狗状態になるか、こんなことをしても叱られないほどどうでもいい存在なのかと思ってしまうからです。もちろん、叱ることで行動は変わりませんから、「こうしようね」という働きかけに重点をおく必要があります。

本来、発達的には、こどもは生まれてきたことだけで周囲に喜ばれ、その存在を無条件に認める「自己肯定感の褒め」(「あなたであるだけでいいんだよ」)から始まります。それがいろいろなことができるようになると、「自己効力感をはぐくむ褒め」(「こんなこともできるんだ、すごいね！」)に変わります。さらには、誰かの、何かの役に立っているという「自己有用感の褒め」(「助かるよ～」)になっていくのです。

しかし、愛着の問題を抱えるこどもにはこの順番は有効ではありません。特に、無条件に存在を褒めると「自分は何もしなくてもすごいんだ」という自己高揚的状態を増幅してしまいます。ですから、逆順に褒めるのがコツです。まず、「～してくれて、先生は助かったよ」と自己有用感をはぐくみ、「これをするのがうまいね～」と自己効力感につなげ、「そういうあなたがすてきだね」と自己肯定感に行き着く褒め方が効果的なのです。

誰かにちゃんと認められること、これこそが安心基地・探索基地機能の基盤だからです。

三つの基地機能を修復・形成していくために

同様に、定型発達と愛着の問題を抱えるこどもの愛着修復では、基地機能の形成、修復の順番が異なります。定型発達では、まず「安全基地」が形成され、「安心基地」が意識され、自立とともに「探索基地」となることで愛着形成されます。しかし、愛着修復の支援では、まず「安心基地」の形成が肝要です。「ポジティブな感情」を共有できることを意識することが、「ネガティブな感情」を救ってくれる「安全基地」意識につながりやすいからです。もちろん、完成型が「探索基地」であることは同じで、この機能が意識されることで愛着修復支援ができたことが確認されます。

「愛情の器」づくりとは、愛着対象であるキーパーソンと「一対一」の関係をつくり、「キーパーソンと一緒なら」という意識をしっかり構築することです。そのためには「先手」でかかわり、ネガティブな感情が発生する前にポジティブな感情を確認することで「安心」することが必要です。こうした経験が、「愛情の器」の愛情を受け取る入り口を広げます。そして、何より、ともに経験したことで生じる感情をしっかり意識するために、「感情は問わない。感情は教える」という姿勢が大切です。まず、「ポジティブな感情」を感じることで「安心」し、「ネガティブな感情」を感じても大丈夫と「安全」を意識することにつながります。このことが、「愛情の器」の底が抜けた状態を塞いでいく支援となり、「愛情の器」は完成するのです。

5 愛着の問題に対応できるクラスの風土づくり

愛着の問題を抱えるこどもへの支援では、クラスの他のこどもとの兼ね合いという必ず生じる問題をどうするかということと、支援者同士がどのように連携していくかということが、支援が成功するかどうかの重要なキーポイントとなります。ここでは、愛着の問題に対応できるクラスの風土をどのようにつくっていくのか、そして、教師、保育士、指導員という複数の支援者がチームとしてかかわるためのポイントを説明していきます。

クラス集団で特別な支援が困難な状況とモデル学習力の低下

クラスという集団の中で、担任がキーパーソンとして、愛着の問題を抱えるこどもに特別な支援、一対一の支援をしていく場合、今どきのこどもたちの変化を踏まえないと支援ができないことをまず指摘しなければなりません。

愛着の問題を抱えるこどもにだけ特別な支援をしようとすると、その〝特別扱い〟を非難するこどもの存在を無視できないという、多くの先生方の思いがそれを反映しています。「あの子にだけそうするのはずるい！」「ひいきだ！」というこどもたちの指摘です。こうした指摘の生じやすさは、年々、増加しているように感じます。その背景の最大の要因は、こどもたちの「モデル学習力」の低下という現象なのです。

モデル学習には「正のモデル学習」と「負のモデル学習」があります。

「負のモデル学習」が困難なこどもたち

まず、こどもたちが困難になったのは、「負のモデル学習」でした。「負のモデル学習」とは、他のこどもがあることをして叱られているのを見て、「それをしたらダメなんだ」と理解して、自分は叱られていないのに、それをしていた場合は自主的にやめたり、「今後、それをしないでおこう」と思うようになることを指します。

「負のモデル学習」が生じることが期待できると、例えば、一人のこどもの不適切な行動を叱ったら、それを見ていた他のこどもにも「その行動は不適切だ」ということが理解され、全体の指導につながりやすくなります。教師としては、指導しやすいわけです。

しかし、これが期待できなくなったのです。同じような不適切な行動をしているこどもがたくさんいる場合、特定のこどもだけをみんなの前で叱っても、「負のモデル学習」ができないので、他の直接叱られていないこどもはその行動をやめようとはしません。ですから、個別にそのつどそのつど、不適切な行動を叱らざるを得なくなります。そうすると、以前に叱ったこどもがまた不適切な行動を再開する、ということも起こるのです。

「正のモデル学習」が困難なこどもたち

そして、「正のモデル学習」も困難なこどもたちが増えてきました。

「正のモデル学習」とは、よい行動をして褒められているのを見て、何がよい行動なのかを学習していくことです。よい行動をしている特定のこどもを褒めた場合、その行動をしていて直接褒められなかったこどもも、「自分は直接褒められなかったが、それをしていると褒められるということは、自分がやっていたことはいいことなんだ。これからもしていこう」と思ったり、その行動をしていなかったこどもは、「あれをすることはいいことなんだ。私もしよう」と思える、ということです。

これが期待できれば、いい行動をしているこどもを褒めることで、他のこどもたちをその方向に誘っていくことができます。しかし、こうしたことが期待できないのです。

よい行動をしているこどもが複数いた場合、あるこどもだけを先に褒めてしまうと、同じ行動をしていて褒められなかったこどもが、「なぜ、あの子だけ褒めて、同じことをしている私は褒めてくれないのか！」と訴えます。いいえ、それどころではありません。何もよい行動をしていないこどもたちまで、「あの子だけ、褒めるなんてずるい！」と訴え出すのです。

こうしたモデル学習力の低下は、すべてのこどもたちが愛情饑餓感、愛着の問題を抱えている状況になってきていることを示しているということではないでしょうか。これは、第1章2で指摘した、家庭に刺激が多すぎる「刺激過多」の問題をどの子も抱えていることとつながります。映像等のいろいろな刺激が多すぎる現状が、こどもたちの〝しっかり一対一でかかわってもらった感〟を低下させているのです。

以前、小学校の先生に伺ったことがありました。クラスのこどもたちに向かって「みなさん」と呼びかけたら、「誰のこと？」という反応で、自分も呼びかけられているとは受け止められないこどもが増えてきたと。一対一でしっかりかかわらない限り、「かかわってもらった」と感じられないこどもたちが増えてきているのです。

こどもたちの変化を踏まえたクラス風土づくりのポイント

こうしたこどもたちの変化の背景を意識し、こどもたちの愛情饑餓感、嫉妬心を踏まえて、愛着の問題を抱えているこどもに特別な支援をしていくには、それを可能にするクラス風土づくりの視点が必要です。

まず、踏まえなければならないのは、こどもたちの多様化です。それぞれが多様な価値観と多様な個性、特性を持っていることを認めることが必要です。それを無視した教師の価値観の押し付けは、拒絶感と反発しか招きません。そのために必要なことは何でしょうか。

以前、愛着の問題を抱えるこどもへの特別な支援をお願いした場合、よく、「私はクラスの他のこどもたちの担任でもあるのです。この子にだけそのような特別なことはできません」とおっしゃる先生に出会いました。このように考えてしまわれるのは、こどもたちに同じ対応をすること、すなわち「平等な対応」がこどもたちに対して「公平」にえこひいきなく対応していることだという考え方が根底にあるように思います。

しかし、こどもたちの多様化の現状を踏まえれば、多様なこどもたちのどの子にも同じ「平等」な対応をすることが、そのこどもたちそれぞれを大切にしていることになるでしょうか。「公平な対応」と言えるでしょうか。

本当に「公平な対応」とは、それぞれ違っているこどもをしっかり理解し、そのこども一人ひとりに一番合った対応をしていくことこそが、そのこどもを大切にした真の「公平な対応」と言えるのではないでしょうか。

「平等な対応」はかえって不公平であり、それぞれのこどもに違った対応をすることこそが「公平な対応」であるということを、まず、教師がしっかり意識することが大切なのです。

その子その子に違ったかかわりをすることで、教師とこどもの個別的な「一対一」の信頼関係をしっかり築くことが、クラスづくりの根底に必要なことになります。いきなり、教師とクラスのこどもたちという「一対多」の関係づくりはできないのです。

★こどもたちの変化を踏まえたクラス風土づくりの工夫①

では、こうした教師とこどもの「一対一」の関係づくりを基盤においたクラス風土づくりに必要な働きかけとはどのようなものかを考えてみたいと思います。

どの子も「あの子だけ特別なことをしてもらっているのはずるい」と感じないために必要な工夫とは何でしょうか。それは、どの子も「特別な存在」で、どの子もそれぞれ「違った特別扱い」をされていると感じる支援です。

よくお勧めするのは、小学校低学年等、年齢の小さいこどもを対象に実施する自己紹介ゲームを使ったワークです。クラスのこどもに、好きな食べ物を書いてもらい、それをクラスで発表して、「リンゴが大好きな子って誰かな?」と当てっこをします。そして、食べ物一つとっても、一人ひとり好みが違うことを確認します。その上で、教師は次のように投げかけます。

「リンゴが好きな子、ミカンが好きな子、いろいろいるね。もし、先生が全員にリンゴをあげたら、リンゴが好きな子は嬉しいけど、リンゴが嫌いでミカンが好きな子は嬉しくないよね。だから、先生は、みなさんそれぞれに違ったことをして、その子が一番嬉しいことをします。それは、あなたを先生が大切に思っている印なんですよ。だから、先生が他の子にあなたと違うことをしていても、どうして私にはしてくれないのと思わなくていいのですよ」

高学年では内容を変え、応用して使ってください。

必要なのは、どの子にもその子に合った特別扱いをしていることをこどもたちに実感してもらうクラス風土づくりです。そうすれば、愛着の問題を持っているこどもに特別な対応をしているときも、その子に必要な対応としてみんなが認めていけるクラスとなるのです。

こどもたちの変化を踏まえたクラス風土づくりの工夫②

どの子にも個別のかかわりをするためには、授業の構造化の工夫も必要です。すべての時間を教師が説明する「全体授業」にしてしまうと、個別のかかわりをする時間がとりにくく、また、愛着の問題を持つこどもに「先手の個別支援」がしにくくなり、アピールをするチャンスを与えてしまいます。

お勧めしているのは、授業を「全体授業」と「個別作業」と「ペア学習とグループ学習」の三つに区分する構造化です。

「個別作業」の時間を確保することで、教師は特に愛着の問題を抱えるこどもに個別の指示と支援をしやすくなります。また、「ペア学習」では、特に愛着の問題を抱えるこどものペアにサブ・キーパーソンの機能を担えるこどもを指名し、教師がかかわれない時間に教師の代わりにかかわってもらうのです。そうすることで、愛着の問題を抱えるこどものアピール行動を低下させることが可能となります。また、サブ・キーパーソン機能を担ってくれたこどもに個別に役割を伝えその働きをしっかり認め褒めることで、その子の自己有用感を高めることもできます。

こどもたちのそれぞれの違った行動、役割を通して、こどもたち、クラスを育てることにつながります。「グループ学習」はこうした「ペア学習」が軌道に乗ってきてから、小集団としての行動ができるようになって、グループ内の役割（リーダー等）を決めることで実施可能となります。

愛着の問題を抱えるこどもが多数いるクラスでの支援

また、特に愛着の問題を抱えるこどもが多数いるクラスでは、まずクラス開きのときに必要なことがあります。本来、こどもたちが自分たちでどんなクラスにしていきたいかを話し合い、自分たちでクラスづくりをしていけるのが理想です。しかし、愛着の問題を抱えるこどもが多数いるクラスで何の準備もなしにこれをしようとすると、主導権をこどもたちにいきなり奪われてしまい、たちまちクラスが混乱状態に陥ります。

まず、担任は、前年度の担任からしっかり情報収集しておきます。そして、その情報を、それぞれのこどもが不適切な行動、適切な行動をしやすい状況・条件は何かを意識して整理することが肝要です。その上で、クラス開きの際、担任からクラスのわかりやすいルール（何をすれば褒められ、何をしてはいけないか）を明確に呈示するのです。

そして、担任は愛着の問題を抱えるこどもが複数いる場合、どのタイミングで一対一になるかの支援の順番を想定した対応をします。先に一対一になって支援しないといけないこどもと後から一対一でフォローしても大丈夫なこどもを意識することで、いつ一対一になるかのタイミングを計ることができます。教師が一人しかいない場合は、こうした一対一になるタイミング意識が重要です。

また、先手支援で「これしよう」と提案する行動にこどもが応えられない場合は、間に「これならできる」「それならしたい」という媒介となる行動を挟み、それができたことを認められ、褒められる経験を入れると成功しやすいでしょう。

起こりうる事態を想定して、サブ・キーパーソン等の連携体制をあらかじめ構築しておく、先手の体制づくりも必要です。問題が起こってから支援体制を組もうとしても、支援が後手に廻ってしまうからです。

サブ・キーパーソンとして、ＴＴや支援員の先生、こどもが活用できる場合は、愛着の問題を抱えるこどもの目の前で、必ず明確に支援のバトンタッチ、すなわち、キーパーソンからサブ・キーパーソンに支援が委ねられたことを見せる必要があります。そして、サブ・キーパーソンは、こどもと行ったことをこどもの目の前で、キーパーソンに報告してキーパーソンに戻すことが大切です。

避けなければならないのは、支援する先生たちが入れ替わり立ち替わりクラスにやってきては、ご自身の思いだけで、キーパーソンとの確認もなく、勝手なかかわりをしてしまうことです。これではキーパーソンの地位を低下させ、こどもにとっても統一感のないわかりにくい支援になってしまいます。

保健室・支援室・リソースルームを活用した支援の工夫

愛着の問題を非常に強く持っているこどもは、通常クラスでの支援だけで愛着修復の支援をすることは困難な場合が多いかもしれません。そういう場合は、個別教室での支援が有効となります。すなわち、保健室、特別支援教室、学習支援室、リソースルームなどでの支援です。こうした個別支援を別教室で実施する際に留意すべき大切なポイントを挙げてみます。

まず、こうした個別支援は特定の人との「一対一」の関係づくりのために必要であるという視点を踏まえれば、その場に多くの愛着の問題を抱えるこどもたちがいて、その指導・支援のために手の空いている教師が入れ替わり立ち替わり現れるという体制は絶対に避けねばなりません。そのような状態では、こどもがその場の主になり、主導権を持ちやすい状況を提供していることになります。人員に余裕のない学校等では難しいですが、リソースルーム担当の教師を決め、そこに個別支援としてこどもが行く時間をつくるという体制にする必要があります。ある時間だけ決めて、こどもが特別支援学級に参加するのはその意味で効果的でしょう。

もう一つのポイントは、通常学級担任がキーパーソンで、時間を決めてこどもが特別支援教室に行くパターンでも、逆に、保健室の養護教諭、特別支援学級担当がキーパーソンで、時間を決めて通常学級に行くパターンでも、重要なのはその両者の連携です。キーパーソンが主導権を持ち、「そこではこれをしよう」とこどもと決めたミッションを、キーパーソンからサブ・キーパーソンにしっかり伝えておきます。サブ・キーパーソンはそのミッション通りの活動をこどもに指示することが大切です。漢字のプリントをしようと思って来たこどもに本を読むような指示をしてはいけないということです。そして、サブ・キーパーソンはその活動の成果を、必ず先に、キーパーソンに伝えます。キーパーソンがこどもに「ちゃんと活動してきたか」と聞いてしまうとこどもに主導権を握られるので、先にサブ・キーパーソンから聞いていた情報をもとに、「漢字、しっかり書いたそうだね！」と褒めることができるようにするためです。

保健室等、個別支援の部屋が、そこにいれば安全・安心だけれど、そこから出ることができない「安全避難基地」になってしまうと、愛着形成・修復につながりません。そこから出かけて行って戻ってきて報告できる「探索基地」となるためにも、このような綿密な連携が必要なのです。そのためにも、単にその場所が「何をしてもいい」「何もしなくてもいい」場所ではなく、キーパーソンの主導権で「何かをして認められる」場所である必要があり、そのできた行動を通常学級でもできることを目指していくことが大切なのです。

6

愛着に問題を抱えるこどもの保護者・親への基本的な対応

★保護者・親との連携の難しさ

愛着の問題を抱えるこどもへの支援において、保育所・幼稚園・学校・施設等（以下、学校等）と保護者・親との間で、適切かつ綿密な連携があれば、愛着形成・修復の支援は、効果を持ちやすいことは言うまでもありません。しかし、実際は、そのような連携が最初からうまくいくことはきわめてまれなケースと言わざるを得ません。

保護者・親は、家でのこと、自分の子育てについて他者から指摘されたくないという「自己防衛」の気持ちが生じやすいものです。加えて、保護者・親自身が愛着の問題を抱えていたら、その自己防衛の気持ちはさらに増幅され、「学校の対応が悪いからうちのこどもはそんなことをしてしまう」などと、他者、すなわち学校等の対応を批判、責めることで自己防衛をさらに徹底しようとしてしまいがちなのです。どうしてこのようになってしまうのでしょうか。

保護者・親がちゃんとこどもを育てることは当たり前とされ、素晴らしい子育てをしたと評価されることはまれで、たいていは、問題が起こったときに親の育て方が責められることのほうが多いのではないでしょうか。ですから、保護者・親は、自分の子育てを他者から責められたくないと自己防衛的になりがちなのです。そして、自分のことなら何とかなりますが、こどもという一番身近にいながら、その対応に難しさを感じる存在への対応でストレスを感じやすくなっています。また、学校等に「こうしてほしい」と要望をしても、その実際の支援をいつも確認できるわけではありませんので、「ちゃんとしてくれているかな？」と不安は高まります。こうした精神的背景が、学校等への批判やさらに強い要望につながります。

また、保護者・親自身が持っている他の不安や不満が、こどもの問題に投影されて余計に増幅し、学校等への批判となってエスカレートしていき、無理難題的な要求につながることもあります。

「保護者・親を変える」と「こどもを変える」

学校等の側からは、保護者・親さえ変わってくれればと期待しがちです。したがって、変わってくれない保護者・親を批判し、「もうどうしようもない」と諦めてしまったり、学校等を批判してくる保護者対応に疲れてしまうことになります。

このように、保護者・親と学校等の連携は難しいばかりか、関係そのものが悪化し、お互いに疲弊し、相手に対するネガティブな感情が増えてしまうという悪循環が起こりやすくなるのです。ですから、学校等は、いつも一緒にいるわけではない保護者・親に対して変わるように働きかけるより、一緒の時間を持ちやすいこどもに対して働きかける支援のほうが実施しやすいのです。それが、本書でこれまで紹介してきた、愛着形成・修復の支援、「愛情の器」モデルに愛着修復プログラム、アープラム（ＡＲＰＲＡＭ）の支援です。

保護者を変えなければこどもは変わらないのではなく、こどもを変えれば保護者は変わりやすくなるのです。

つまり、保護者対応、保護者支援は、愛着支援のメインではなく、こどもへの支援がメインであること、これを絶えず意識することが大切です。そうしないと教師等の支援者自身が疲弊してしまいます。支援の中心が何であるかをいつも意識することが、支援をしていく気持ちを維持するためには大切です。

では、保護者とはどのように関係をつくり、どのような対応をしていけばよいのでしょうか。どんな保護者支援のあり方が必要なのでしょうか。こうした相談は、学校等において、日増しに増えてきています。

保護者・親対応の「立ち位置」

発達障害の原因はこどもの脳機能障害であり、保護者・親の対応にあるわけではありません。しかし、その特性に合った対応がなかなか難しく、保護者・親に心理的にも疲れが出やすくなり、結果、親子関係の問題に発展しやすくなります。また、愛着障害は、親の育て方にだけ原因があるわけではありませんが、親子の関係性の障害ですから、親子関係の問題が必ず発生しています。ということは、いずれにしても、親子への心理的支援、関係性支援が必ず必要になるのです。

まず、保護者・親と話し合いをする際に大切な「立ち位置」の確認から述べてみます。この話し合いの際の座る位置、すなわち「立ち位置」が大事なのです。一般的には、保護者・親と学校等が話し合いをする場合、保護者と学校等の関係者は、向かい合って座ることが多いのではないでしょうか。しかし、学校等のメンバーと保護者が向き合って対峙した形で座ると、どうしてもそれぞれの思いをぶつけ合うことが多くなり、目の前に見える相手を批判しやすくなってしまいます。保護者・親の側からすると、ずらっと目の前に並んだ学校等の先生方みんなが、自分を責めてくる「敵」のようにも見えてしまうわけです。

ですから、大切なのは、保護者・親の横に座り、同じ方向を見ながら、横から「お母さん、こうよね～」などと共感的に対応する教師等を必ず配置することです。

もちろん、この「立ち位置」に、いつもあまりかかわらない人が座っても効果はありません。

この「立ち位置」に座るのは、担任、特別支援教育コーディネーター、学校教育相談担当の教員、あるいは、いつも保護者・親との窓口に立っている教師・保育士・指導員などです。そして、保護者・親の気持ちも代弁しながら、対峙して座っている管理職、あるいは、生徒指導担当等の教員に、一緒に対応することになります。

こうすれば、保護者・親の側からは、学校等にも自分の立場に立ってくれる「味方」がいると実感できます。一方、学校等の側からは、学校等として譲れない点を伝える人間を特定・限定することで、保護者・親との全面的対立状況を避けることができ、伝えたいことも伝えやすくなります。

このような「物理的立ち位置」が「心理的立ち位置」につながり、お互いのよりよい関係性の環境づくりに寄与するのです。

保護者・親にこどもについて伝えるとき、気をつけるべきこと

保護者・親の養育態度が愛着障害の原因ではないのですが、前述したように、保護者・親は、自分の育て方や対応を責められたくないという自己防衛になりやすいことを踏まえると、結果的に親が責められていると感じる対応をしてはいけないということになります。

まず、保護者・親に何かを伝えたり、話し合いをしたりする必要性が出てくるのは、どうしても、こどもが学校等で不適切な行動、「よくない行動」をしてしまったときであることに留意しな

ければなりません。「おたくのお子さんがこんなことをしました」とだけ伝えると、保護者・親は必ず「こどもがそんなことをしてしまい、保護者・親である自分が責められている」と感じやすいものなのです。学校から電話がかかってきただけでびくっとする親もいるくらいです。ですから、こどもが学校で行ってしまった不適切な行動、「よくない行動」だけを報告するというのは、まずい対応です。

さらに、よかれと思って、「こどもさんにこうしてください」と対応の仕方をお願いするのは、もっとしてはいけない対応となります。教師・保育士・指導員として、こうしてほしいと伝えたくなる気持ちはよくわかりますが、伝えられた側の気持ちも想像してみてください。「こうしてください」と言われた側は、「自分はそうしていない、適切な対応をしていないと思われているから、そう言われるのだ」と思ってしまうのです。ですから、自分が責められたと思う気持ちを増幅させるだけで、決して、アドバイス通りに対応を変えてくれることは期待できない場合が多いのです。

保護者・親との関係づくり

まず必要なのは、日頃からの保護者・親との関係づくりです。こどもに何か問題が起こったときだけ話をするというようなことにならないようにします。日頃の何気ないやりとり、特に、こどもについて以外のことでいろいろな話ができるような状況を持つことが、お互いの関係づくりにつながります。

こうした関係づくりはこどもとの場合と同じで、一緒の活動をしたり、協働作業をしているときにできてくるものです。ですから、日頃から学校での活動に協力的な保護者・親との関係づくりは比較的スムーズにできますが、普段、学校とのコンタクトがあまりない保護者・親との関係に困難が生じやすくなります。

どの保護者ともできるだけ日頃のかかわりを大事にするのはもちろんですが、こどもに何か問題が生じて、その保護者・親とコンタクトをとる場合は、その窓口を必ず一本化することも大事です。いろいろな人がそれぞれの思いでかかわると、保護者・親は混乱しやすく、不安や疑心暗鬼が生じやすくなります。また、同じ人が一貫して対応することで、その人との関係性も構築しやすくなるのです。

★保護者対応の基本的姿勢

この一貫した対応の中身として大切なのが、保護者・親に対して、学校等で起こった「問題」だけを伝えないということです。「お子さんに関して学校でこんな問題が起こったが、こんな対応をした結果、こういういい状態になりました」という**［問題→対応→成果］**のセットとして伝えます。

起こった「問題」だけを伝えると、保護者・親としては、自己防衛の気持ちが増幅され、自分が責められていると感じ、「学校ではどんな対応をしてくれたのか?」と問いただしたくなります。その気持ちが生じる前に「先手支援」として、先に学校での対応をしっかり伝え、その成果として「このようにうまくいった」と伝えます。こうすれば、保護者・親の自己防衛からくる他責的攻撃を防ぐことができるのです。

そして、この【問題→対応→成果】を伝え続けることは、保護者・親にとっては家でも困っているこどもへの対応のヒントになることもあります。面と向かって、「こうしてください」と保護者・親にお願いすると、前述したように、自己防衛が働いて、受け入れられにくくなります。しかし、「こうすればうまくいきました」という情報を伝え続けることで、「私もそれを使ってみようかな」と保護者・親が自身で気づいて、使ってくれる可能性を少しずつ上げていることになるのです。もちろん、すべての保護者・親に必ず期待できる効果ではありませんが、直接「こうしてください」とお願いしてしまってお互いの関係性を悪化させるよりは、ずっとましな対応だと思います。

そして、話し合いが深刻になってきた場合、この窓口となる人は、前述したように、決して学校等としての対応を伝える立場には立たないことです。保護者・親との窓口になる人は、保護者・親に共感的な「立ち位置」をとり、学校等の側に立って伝えたい人との橋渡し役となることが大切なのです。また、学校と保護者・親とが対峙せずに同じ方向を向いて支援していくために、第三者を共通の対決・交渉していく相手として利用するような工夫も有効な場合があります。

★保護者・親対応の工夫

［問題→対応→成果］のセットで伝えようとしても、最初の「問題」の部分を伝え始めただけで、自己防衛的になってしまう保護者・親もいます。その場合は、このセットの伝え方をアレンジします。

例えば、「対応と成果」から伝えて、「こんな対応したら、お子さん、こんなふうに頑張ってくれました」というい面から伝えます。「問題」を伝えるときも、「これができないのです」と否定的に伝えるのではなく、「こうしたらできるのですが」と肯定的表現で伝えます。

また、「こんなことをしてしまった」と行動や事実だけを伝えるのではなく、「お子さんはこう思ったから、こう行動し、結果的にこうなってしまったんだと思います」と、そのようにしてしまったこどもの気持ちをしっかり理解していること、そして、してしまった行動が不適切かどうかなどの評価ではなく、「その行動の結果として、残念なことが起こっただけだ」というように伝えます。

このように、「気持ち」「行動」「結果＝起こった現象」を必ず分けて伝えることが必要です。そうしないと、起こった結果がよくなれば、そのこどもの行動や気持ちなんてどうでもいい、という意図として伝わってしまうからです。

保護者・親の要求への対応

この「気持ち」「行動」「結果」を峻別した対応は、保護者・親の学校等への要望・要求への対応でも大切です。保護者・親の中には、学校等としてはとても応えられない要求を突きつけてくる方も少なくはありません。このような場合、そうした要求には応えられないので「できません」と拒絶すると、要求した保護者・親の側にしてみると、要求した内容、すなわち求めた結果が拒絶されただけでなく、要求した行動も、そして何より、要求したくなった自分の気持ちもすべて全否定され、まったく理解されなかったと思ってしまいやすいのです。

ですので、学校等として教師・保育士・指導員は、保護者・親の要求内容と、要求したくなった気持ち、その行動をしっかり切り離して受け止めることが大切です。「そのように要望されたい気持ちはよくわかる」「そのようにわざわざ要望する行動までしてくださったことに感謝する」と伝え、しかし「残念ながら、申し訳ないが、その要望そのものには全部お応えすることはできない」、でも「こういう対応はしていく」ので、「結果、そう要望してくださった気持ちにお応えできると思う」、さらに「今後もそのお気持ちをいつも踏まえて、努力、工夫をしていく」と伝えることが大切なのです。

また、不安の高い保護者・親もいます。単に「大丈夫」と伝えると、まさに安請け合いされたように感じ、本当にこどもの問題を理解してくれていないのではないかと不安を高めてしまうことがあります。その場合の対応としては、いつ頃、どんな成果がどのように現れるのか、しっかり予言的に伝えることです。これは必ずできるようになることなのか、だとしても、それはどれくらい難しい（あるいは、時間のかかる）ことなのかをしっかり伝える必要があります。

もう一つ、大事なことがあります。それは、支援の途中で必ずあることなのですが、成果が後戻りしたように見えたり、揺り戻しで問題が多発してしまう現象があることをしっかり伝えて、それをこういう形で乗り越えると必ずいい方向に変化していくのだと伝えることも肝要です。そうしないと、こどもの様子に一喜一憂して保護者・親の不安が増幅されやすいからです。いずれにしても、こどもへの支援同様、保護者・親の気持ちへの感受性を持ち、その気持ちに寄り添う支援が必要です。

さらに、保護者・親の持っている性格的特徴、特性、発達障害的傾向、愛着障害的傾向をしっかり踏まえた対応をすることも必要です。こどもの支援で述べたように、自閉障害も愛着障害もスペクトラム障害であり、どんな人でも少しずつ、その特性、傾向を持っているからです。

第3章

発達障害と愛着障害を併せ持つこどもの支援

1

発達障害と愛着障害を併せ持つこどもの支援の基本

発達障害と愛着障害を併せ持つというとらえ方は、第1章[3]で指摘したように、残念ながら、現状では、精神医学会の見解とは相容れないものです。しかし、こうした視点でとらえないと理解できないこどもたちが現場にたくさんいて、こどもとかかわり、支援する人の大きな困り感となっています。また、このように発達の脆弱性と愛着の問題を併せ持つ場合、窃盗（クレプトマニア）や性的な問題等、大きな問題につながってしまうこともよくあります。そして、こうした視点で理解し支援することで、確実にこどもの様子が改善し、その後のかかわりや支援もしやすくなるのです。

ここでは、発達障害と愛着障害を併せ持つこどもへの基本的な支援の方向性について説明したいと思います。

★ＡＤＨＤと愛着障害を併せ持つ場合の支援

ＡＤＨＤ（注意欠如多動性障害）は、行動の障害で、注意が持続しないこと（注意の分散）と、行動のコントロールができないこと（行動制御障害）が特徴です。そして、その支援をする際に、留意しなければならないのは、次の三点です。
・振り返りが困難なため、「さっき、何をしたの？」という問いかけには答えられません。
・してはいけないと思ってもそれをしないでおくことが苦手（抑制制御の困難）なため、「〜しちゃだめだよ」という禁止は効果がありません。
・「これをしたら、あとでこれをしてもいいよ」というような後から与える報酬の話をすると、すぐにそれをしてしまいます（遅延報酬の嫌悪）。
ですから、まず、支援において意識しなければならないのは、望ましい行動をした後、すぐに評価・報酬を与えるという「即時強化」です。また、大きな単位の行動を小さな単位に区切ってスモールステップの支援をすると効果的です。この意識を持って愛着障害への適切な支援をすることで、同時にＡＤＨＤへの支援になります。すなわち主導権をいつも意識して、キーパーソンと一緒に、ある小さい単位の行動をして、すぐに（即時強化）、感情のラベリング支援をすることです。行動強化や消去（無視する）等のＡＤＨＤへの支援をしただけでは、愛着障害への支援が不十分なため、支援がうまくいかないのです。

★SLDやIDと愛着障害を併せ持つ場合の支援

SLD（特異的学習障害）やID（知的障害）を併せ持つ場合は、知的機能として苦手な部分では、ちゃんとこどもに伝わるように伝え方の工夫を加味して、愛着障害への支援を行うことが基本です。

その際、感情のラベリング支援で結びつける、行動・認知・感情にそれぞれ、こどもが必ず気づくような「意識化支援」が必要です。例えば、声かけの工夫や身体接触等で、気づきの支援をします。また、合い言葉等の音声スイッチ、ポーズ等の身体スイッチで行動を始めたり終了したりする支援（行動始発）をします。こどもの苦手を克服しようとするのではなく、こどもが持つ特異な力を利用するよう心がけることも大切です。

★ASDと愛着障害を併せ持つ場合の支援

ASD（自閉症スペクトラム障害）と愛着障害を併せ持つ場合が、第1章[3]でも紹介したように、行動の問題が大きく、支援が困難となりやすいのです。

ASDは、社会的コミュニケーション障害と、行動・興味の限局性という特徴があります。愛着障害を併せ持つ場合、支援で留意しなければならない点は、次の三つの特徴です。

・対人認知、自己認知に困難があり、独特の理解をしているため、人間関係の支援で手こずります。
・自分の感情も他者の感情もどちらの感情認知も苦手なため（メンタライジングの問題と指摘されます）、感情発達が未熟なことと愛着の問題とが相俟って、感情のコントロールが難しく、感情混乱が起きやすくなります。
・認知の偏りがあり、こだわりや知覚異常（あるものには過敏で、あるものには鈍感という知覚過敏と知覚鈍麻が同居）、常同行動等にどのような支援をしていくかが難しいです。

次項からは、さまざまな困難な問題を抱えてしまう、このタイプのこどもたちへの支援を四つの機能別に説明します。

★ＡＳＤと愛着障害を併せ持つ場合の機能別支援：認知支援

まず、認知支援では、**【①予定支援】【②生活構造化支援】**があります。ＡＳＤのあるこどもは、予定がわからなかったり変更になると不安になります。この予定不安への支援として、予定を必ず伝える「時間の居場所支援」をします。また、新しいことや場所に対する不安（新奇不安・環境不安）への支援として、必ず、そこにいていい居場所を確保する「物理的居場所支援」をします。その上で、一日の行動を構造化して、朝、登校した後などに、何をしてから何をするかという順番を固定します。

その際、後述する人間関係支援の**【②役割付与支援】**を組み合わせることは効果的です。例えば、学校での暴力行為が日常茶飯事だったある小学生に、登校後は必ず併設の幼稚園での幼児支援をする「おにいちゃん先生」という役割を与えました。その後、小学校のリソースルームで個別学習した後、通常学級に参加するという、役割付与した生活構造化を行いました。すると、小さい子の世話が大好きな本児は大変落ち着き、暴力行為はなくなりました。

【③予知・予告支援】は、こどもの物事に対する特異なとらえ方、認知に気づいて、「こんなふうに受け止めたんだよね～」と伝えることで、自分の思いをわかってもらえたと思えるようになり、安心基地機能につながる支援です。

【④クールダウン支援】【⑤認知を逸らす支援】【⑥認知スコープ支援（認知を広げる支援）】は一連の支援ですので、まとめて説明します。ASDのあるこどもが何か不適切な行動を始めたとき、それを禁止・制止すると、余計にその行動をやめられなくしてしまいます。特定の行動をやめさせようとすることで、その特定の行動への焦点的認知、つまりこだわりを強化してしまうのです。さらにそれにコントロールできない感情混乱が加わって、その行動をやめられなくなります。

「それしちゃダメと叱っちゃダメ！」

これをこのタイプのこどもへの支援の合い言葉にしていただきたいのです。では、どうすればいいのでしょうか。

結果的にその行動をやめさせるには、他のものに認知を逸らせればいいのです。棒を振り回していたら、「棒を振り回すのをやめなさい！」ではなく、「ほら、あそこに虫がいる！」などと他のものを指さして認知を逸らせば、結果的にその行動は収まりやすくなります。さまざまなグッズを忍ばせておいて、「これ見て！」と取り出してもいいでしょう。「それはそうと、パンダ生まれたね！　かわいいね～」などと、その子が好きな話題に逸らすことも可能です。また、その場にいなかった人がやって来て（駆けつけて「やめなさい！」と制止するのではなく）、「学級園のチューリップ咲いたよ～。きれいだね～」などと楽しそうに伝えることも逸らしにつながりやすいです。

固まるという行動にも、同様に認知の逸らしが効果的ですが、「どうしたの？」と問わないで、そっとしておくことも逸らしになります。「どうしたの？」と問えば問うほど、シャットアウトしているこころのシャッターが何枚にも増えてしまうのです。

クールダウンも、場所を変えることによって、認知の逸らしを生じやすくする支援です。その場にいると、どうしても感情混乱を引き起こした認知刺激から逃れられません。場所を変えることで、そうしたものが見えな

ＡＳＤと愛着障害を併せ持つ場合の機能別支援

認知支援	【①予定支援】 【②生活構造化支援】 【③予知・予告支援】 【④クールダウン支援】 【⑤認知を逸らす支援】 【⑥認知スコープ支援（認知を広げる支援）】
感情支援	【①禁止・叱責をしない】 【②感情ラベリング支援】 【③感情先取り支援】 【④感情コントロール５ステップ支援】 【⑤納得の儀式支援】
行動支援	【①先手行動支援】 【②代替行動支援】 【③行動スイッチ支援】 【④これだけしよう支援】 【⑤作業の居場所支援】 【⑥微細運動・粗大運動ストレッチ】
人間関係支援	【①人間関係の居場所支援】 【②役割付与支援】 【③個別予習支援】 【④橋渡し支援】 【⑤褒める連携支援】

くなり、気持ちを切り換えやすくなるのです。ですから、クールダウンで部屋を移動するときも、部屋にいた教師などが連れ出そうとすると、抵抗が強くなります。この部屋ですでに認知された人物だからです。外から別の教師などが入ってきて、「さっき咲いたチューリップ見に行こうか〜」などと声をかけると誘われやすくなります。

別室に移動して、しばらくしたら落ち着いてきます。水を飲んだり何かを食べたり、好きなものを見たり触ったりすると、落ち着きやすいでしょう。

落ち着いたら、認知を広げる支援のために振り返りをします。その際、絶対、してはいけないのは、「さっき、何をしたのか言いなさい！」と、こどもに強要して振り返らせることです。再び認知の焦点化や感情混乱を起こしてしまいやすくなります。これでは教師が再度、不適切な行動に率先して誘導することになってしまいます。

振り返りはこどもにさせるのではなく、キーパーソンが率先して行います。「さっき、とっても嫌な気持ちになったので、棒を振り回してしまったんだよね〜。わかるよ〜」と。そして、感情のラベリングの後に、「そうした嫌な気持ちになったときは、棒を振り回さなくても、全力疾走するとスッとするよ」あるいは「先生のところに言いにおいで〜」などと別の行動に結びつける、後述する行動支援の【②代替行動支援】をします。「こんな気持ちになったらこうしよう」という「感情スイッチ」として機能できるように育てていきます。

認知を広げる支援は、こだわりにも活用できます。「これしかだめ」とこだわっている際、「それはダメです」と制止すると、余計にそのこだわりを助長してしまいます。「それはそれでいいんだよ。でも、これを付け加えてみてもいいんじゃない？」と、こだわっている認知を広げることを意識すると成功しやすいです。例えば、学力的には難しい進学校への進学にこだわっている場合でも、進学校の受験をやめさせるのではなく、「進学校も受験したらいいけど、園芸がプロ級の腕前の君なら、農芸学校も併せて受験しておくと趣味が広がるよ」と誘うのです。

ＡＳＤと愛着障害を併せ持つ場合の機能別支援：感情支援

感情支援は、まず基本として、**【①禁止・叱責をしない】**ことが肝要です。禁止・叱責は感情混乱を引き起こします。「これをしよう」と、こどもが許容できるような提案や誘導をすることを基本とします。

【②感情ラベリング支援】では、認知が苦手なこのタイプのこどもには、行動・感情・愛着対象をまず連合させ、それに認知支援を組み合わせるというアレンジをします。「これを先生と一緒にしたらこんな気持ちになったね〜。で、これに気づいてるかな？　ここを見たらこうでしょ」などというように。

【③感情先取り支援】は、「こんな気持ちでやったんだよね」とこどもの感情を推測して言い当てることで、こどものわかってもらった感を高める効果を狙って実施します。

【④感情コントロール５ステップ支援】は感情学習で、ⅰ感情に名前をつける「感情認知ステップ」、ⅱ何かをしてしまおうとしたときに思いとどまるための「ワンステップ行動学習」（例えば、ガッツポーズをする等）、ⅲ誰かに助けを求める「ヘルプ学習（クールダウン学習）」、ⅳこんな気持ちのときはこうしようという「代替行動学習」、そして、ⅴこの感情のときはこの行動をしないでおこうという「感情と行動の引きはがし学習」を組み合わせた支援です。

【⑤納得の儀式支援】は、このタイプのこどもは、自分で「これをする！　できる！」と自ら宣言した約束は成功しやすいことを活用して、「これはできる」という約束を宣言してから行動開始をする支援です。

ASDと愛着障害を併せ持つ場合の機能別支援：行動支援

【①先手行動支援】は、不適切行動の発生を防ぐために、本人が納得済みの行動を先にしようと投げかけて、その行動をすることで、褒められるチャンスを先手で設定する支援です。

【②代替行動支援】は、前述したように、不適切行動の置き換えをする支援です。

【③行動スイッチ支援】では、制止・禁止ではなく、「これをしよう」という支援をしやすくするために、ポーズやかけ声等のそれをするためのスイッチを決め、必ずそれをやってから以後の行動をするようにします。そうすれば、例えば、「さあ、発進！だよね」と、一連の行動を始発させやすくなります。

【④これだけしよう支援】は、いくつかの行動を一気にしようとすると失敗しやすくなるので、一つの行動だけを行うようにする支援です。ただし、一つだけの行動をミッションにする際、例えば、「国語の時間は私語はしない」などの「してはいけない行動」を一つの行動学習として設定してはいけません。なぜなら、四五分の授業中、四四分間しゃべらなくても最後の一分でしゃべってしまうと、ミッションが達成できないからです。「国語の時間は必ず一回挙手して発言しよう」だったら成功しやすくなります。一つだけでいいので、「これをしよう」という行動を設定します。

【⑤作業の居場所支援】は、お絵かきでも何でもいいので、何かをすることで、「そこにいていい」という居場所感を確保する支援です。これによって、机叩きや腕振り等の常同行動や奇声、決まり文句を何度も唱える等のエコラリア（オウム返し、反響言語）の発生を防ぎます。

【⑥微細運動・粗大運動ストレッチ】は、不器用や運動苦手等の感覚統合の問題を持ちやすいこのタイプのこどもへの直接的支援です。同時に、指を順番に合わせていく遊びなどを行うことで、認知機能を育み、感情を安定させ、それを一緒にやった人への愛着形成を促進する効果があります。

★ＡＳＤと愛着障害を併せ持つ場合の機能別支援：人間関係支援

愛着形成・修復にとって、「人間関係支援」は必須です。

【①人間関係の居場所支援】では、完全な安全基地・安心基地機能の形成を目指すことは困難な場合が多いので、こども自身の居場所感をもとに、そこに信頼関係の絆をつくることを目標とします。そのため、「（やりたくないけど）仕方ないから言う通りにするよ学習」を最初の目標にします。こどもから鬼呼ばわりされても、「『かなわないよ』という敬称」だと受け止めます。このとき意識するのは、「一対一の関係」で「一つのことだけをする」ということです。

「立ち位置の工夫」として大事なのは、「あれ、先生いたっけ？」「うん、見てたよ～」程度の「そばにいるだけで干渉しない」や「叱るための連れ出しにみせかけて一対一でかかわるチャンスをつくる」等の支援を心がけることです。また、他の教師などに叱り役や遊び役という「わかりやすい役割分担体制」をとってもらうことも効果的です。

【②役割付与支援】は、このタイプのこどもに必須で、効果的です。役割を意識することで、どこを意識すればいいかの認知、何をすればいいかの行動の枠組みとなり、感情の認知と誰と共有したのかの認識が容易となるのです。結果、愛着対象はこの人なんだという意識もわかりやすくなります。

【③個別予習支援】は、予定不安・環境不安を低減させるために、キーパーソンと一対一で全体で行う行動の予習をしてから全体参加する支援です。例えば、みんなの前で音読する前に、キーパーソンと二人だけで音読するのです。これも、結果、愛着対象の意識を強化します。

【④橋渡し支援】は、愛着形成・修復の最初から必要となります。他者の行動をどう受け止めるのか（解釈支援）、どう相手に伝えるのか（伝達支援）を、キーパーソンとともに学習します。どんな働きかけは無視するといいかというスルーサインの学習、橋渡し支援を意識して行う「橋渡しスイッチの意識化」も実施します。こうした支援もキーパーソンへの信頼度を高めます。

【⑤褒める連携支援】では、複数の人から同じことで褒められるようにキーパーソンが依頼する、他の教師からの情報集約により「知ってたよ支援」、キーパーソンが他の教師やこどもに先に依頼しておき、キーパーソンの言ったとおりになる「出来レース支援」等を実施します。

＊

このような支援の組み合わせが必要なのです。次節では、具体的なさまざまな困難な事態や不適切行動が起こった際の支援のパターンを紹介します。

2

対応に困る場面から学ぶ、発達障害と愛着障害を併せ持つこどもの支援

発達障害と愛着障害を併せ持つこどもは、発達障害の特性からくる行動の問題と、その特性に適切なかかわりが困難であったために生じる関係性の障害である愛着障害の問題を併せ持っています。ですから、その行動が起こる原因を正しく理解して、その特性の問題、関係性の問題への適切な支援が必要となります。

ここでは、よく現場でご相談いただく、対応に困るいくつかの行動を取り上げて、具体的な対応についてご紹介します。

★「〇〇された」という強い被害意識と執拗な攻撃

「△△さんに〇〇された」と執拗に訴えてくるこどもがいます。訴えてくるだけでなく、その相

手を執拗に攻撃することもよくあります。このような場合、どのように理解し、対応すればいいのでしょうか。

まず、「された」という被害的なとらえ方は、愛着障害の特徴の一つである自己防衛からきています。「自分は悪くない」という思いは、「相手が悪い」という思いにつながり、「誰も自分を守ってくれない」と思えば思うほど、被害を訴えるのです。また、被害を訴えることは、愛着障害のもう一つの特徴である愛情欲求行動のアピール行動でもあります。「こっちを向いて」「かまって」という気持ちです。

これにＡＳＤ（自閉症スペクトラム障害）の特徴である焦点化認知が加わると、特定の相手、特定のことばや行動にひっかかります。さらに、それを曲解することも加わりやすく、嫌でたまらなくなり、気になり、執拗に訴えることが増えるのです。

このような場合は、まず、この焦点化された〝コト・モノ・ヒト〟から「認知を逸らす支援」が必要です。

強い被害意識からの訴えをそのまま受け止めることは、愛着障害の対応としては、愛情欲求エスカレート現象を助長することになるだけです。また、「そんなこと言わないで」と注意しても、本人の気持ちは変わらないどころか、ますます感情混乱を生じさせるだけです。かと言って、その訴えを無視すると、ＡＤＨＤ（注意欠如多動性障害）特性の場合はその行動を消去する効果が期待できますが、ＡＳＤの焦点化認知には効果がなく、愛着障害の愛情欲求行動への適切な対応をしていない限り、その訴え行動をよけい増やしてしまうことになるでしょう。

ですから、「これ見て！」と、興味を持ちそうな別なものに認知を逸らします。逸らすことができたら、その興味あるものや行動に認知を焦点化させるよう「これおもしろいね」と、その認知や行動をしていることが気持ちを安定化させていることに気づく支援をします。そして、「先生と一緒なら」ということばを必ず付け加えます。こうして、焦点化した認知を逸らし、別のことをしていることのほうが居場所感を感じ、安全・安心であることに気づけば、結果的に被害を訴える行動はなくなるのです。

気になる行動に直接アプローチするのではなく、他のことに気づき、他の行動を増やす支援が、結果的にその気になる行動を減らせるということです。

何でもモノを欲しがる（物欲）、モノを壊す

やたらと何でもモノを欲しがる（物欲）という行動やモノを壊す行動でも、前述の「認知を逸らす支援」が有効です。

やたらと何でもモノを欲しがるのは、そもそも愛着障害の特徴として「モノをさわる」という特徴があったように、「モノ」が安心基地機能の代わりになっているからなのです。加えて、ＡＳＤがあれば、そのモノに焦点化認知が起こって、特定のモノを欲しがります。

さらに、「刺激希求」という原因が付け加わっています。刺激のある状態を好んでしまうのが愛着障害の特徴であり、ＡＳＤの場合でもある刺激感覚を好んでそれをしたがることがあります。愛着障害の場合、「愛情の器」モデルのところで説明したように、刺激を求めても刺激の効果は必ず馴化してしまい、もっと強い刺激を欲しがり、エスカレートします。

「食べたものを吐いてまた食べる」現象などは、「口の問題」ですが、こうした感情の紛らわせのエスカレート現象です。「遺尿」「遺糞」も同様の現象です。

この場合、その欲しがるモノを取り上げるのではなく（「取り上げる」ということが注意・制止にあたりますので、混乱させてしまいます）、違うモノに興味を逸らすことが必要です。

モノを壊す行動の場合は、加えて、愛着障害の特徴である、嫌な感情を紛らわせる「感情の紛らわせ」が伴っています。トイレットペーパーを全部便器に投げ落として溶かす等の行動が見られたりしますが、こうした「投げる」「落とす」「壊す」などのスリルある行動は、まさに「感情の紛らわせ行動」です。

また、みんなにとって必要なモノを壊す行動は、他者を困らせておもしろがる、そのことで注目を浴びたいという「アピール行動」という面があります。これは、自分が誰かを困らせることができたという「歪んだ効力感」を感じたい、つまり「自己高揚」という愛着障害特有の心理と考えられます。

「こどもの集団にダイビングして飛び込む」「他のこどもがつくった作品を壊す」「他のこどもを挑発してもめごとをつくって喜ぶ」等の行動も同様の問題です。その行動を注意しても、その行動は収まらず、ますます増えるだけなのです。

ですから、「嫌な感情を紛らわせる」必要のない、安全・安心の居場所づくりが必要です。「これをしていればとってもいい気持ちになれる」場所、作業、そして一緒にいる人があれば、こうした行動をする必要がなくなるからです。

★「泣きわめく」という行動の意味と支援

こうした行動に対応しようとした際、「泣きわめく」という行動が伴うことがよくあります。これまた対応に困る行動です。

自分が責められたくないため、何も入らない状態になるよう強く泣くことが「わめく」という行動を付加し、泣き続けることでその状態を長く維持しようとします。「泣きわめく」という状態は、一種の自己防衛です。また、教師や親のほうを見ながら泣きわめいている場合は、「こっちを見て」という愛情欲求行動なのです。強いアピールとして「叩く」行動が加わることもあります。それは相手を威嚇して自分の地位を高める「自己高揚」の要素が入っていると考えられます。

「泣きわめく」という行動は、それによって自分の感情の問題を何も解決できないばかりか増長しますので、「感情混乱」を引き起こしやすくなります。その場合、「暴れる」「モノを投げる」「お漏らし」等の行動が付随しやすくなります。ＡＳＤ特性が併存していると、「大暴れ」もしくは「固まる」という行動になることもあります。「泣きわめく」に関連しては「うなり泣き」現象も生じることがあります。これは、異様な泣き声が長時間続く現象で、常同行動的特徴が併せて出ているのです。

このような場合も、その行動を止めようとしないことが大切です。その程度によって、そっと見守り気持ちを受容する（「嫌だったんだよね～」と言いながら背中をさする等）、逸らす（「ここで絵本見よう！」などと提案する）という対応が、必要な支援ということになります。

加えて、「泣きわめく」という行動は感情の問題が強く出ているわけですから、「感情ラベリング支援」の意識が特に必要です。「今、どんな気持ちか、わかるよ」「先生と一緒にこうすればこんな気持ちになったね」「今度からこうすればこんな気持ちになるね」「こうしておけばこんな気持ちにならないね」といった働きかけを強く意識してかかわることが肝要です。

嫌なことや失敗を経験しても乗り越えることができるには、この人と一緒にしたら必ず成功していい気持ちになったという「特定の人と一緒の成功体験」が必要なのです。

「入り口」「出口」を意識した先手支援

そして、どの場合でも大切なのは、こうした訴えや行動が生じる前の「先手支援」です。教師・指導者・親が、「先生（親）と一緒にこれしよう！　一緒にこれをしたら、こんないい気持ちになるね！」という経験に誘っておくことです。こうした一対一の「先手支援」は、こどもたちにとって、「それをしたら安全・安心だ」「そこにいれば大丈夫だ」という「居場所感」という意識を育みやすくなります。

この一対一の「先手支援」をいつするのが効果的かに言及しておきましょう。学校・保育所・幼稚園・養護施設などの現場では、キーパーソンはいつも一対一の状態になれるわけではありませんから、いつ一対一になるかはとても大事なことです。

まず、「先手支援」の観点から言って、出会ったときに、まず、先手をとって一対一になることが大切です。「入り口」を意識した支援です。こどもが学校などにやってきたとき、必ず「一緒にこれしよう」と、一対一で行うある特定の作業に誘って、「一緒にこれをすると、こんないい気持ちになった」と確認してから集団に入れるようにするのです。親の場合では、朝起きたとき、学校などから家に帰ってきたとき、保育所等でのお迎えのときが、その適時です。

また、「出口」を意識した支援も大切です。学校などから帰るときの支援です。集団での活動をしてそのまま帰ってしまうと、この場所で一対一で過ごしたことが安全・安心、居場所感につながっていたことを確認できずに、その活動を終えてしまうことになり、効果が立ち消えとなります。「今日、これしたことがうれしかったね」などと、一対一でしっかり振り返るのです。この振り返りは、実際に一対一で行った行動を振り返り確認する機能と、こどもがキーパーソンとは別の場所でした行動の報告を受けてその思いを共有するという探索基地としての機能とがあります。親の場合では、夜寝る前や、学校などに家から送り出すとき、保育所に送っていったときがこれにあたります。

この「出口」を意識した支援は、学校などでの翌日の「入り口」を意識した支援の効果を高める機能があります。今日の活動を一対一できちんと振り返ると、その効果が整理して意識されます。すると、翌日の「入り口」支援でも、『昨日、これして楽しかったね」と振り返ることから始められるので、前夜、もし家で嫌な経験をしていても、それが嫌な感情につながる影響を最低限度に抑えたり、逸らすことができるからです。

「出口」を意識した支援には、もう一つ効果があります。この支援をしないまま帰宅すると、学校などでの活動をキーパーソンとちゃんと振り返っていませんから、家に帰ってから、その振り返りを自由にしてしまうチャンスを与えてしまうことになります。ＡＳＤと愛着障害を併せ持つこどもによくあることなのですが、学校などではまだあまり嫌と感じなかったことが、家に帰ってから、ようやく気づきだし、自分では処理できない嫌な思いが沸々と湧いてきて混乱してしまうことがあります。あるいは、その嫌な気持ちを保護者に訴えると、保護者はよく事情がわからないまま、この状態になっているこどもに学校等ではちゃんと対処して帰宅させてくれなかったのだと、学校に対して不信感を抱いてしまうというパターンもたくさんあります。先に保護者がこどもにいろいろ聞いてしまい、それがきっかけになって、嫌な気持ちが増幅されてしまうパターンもあります。「出口」でしっかり、キーパーソンと振り返っておくことは、こうした現象を防ぐ効果があるのです。

「こだわり」への支援

ASDと愛着障害を併せ持つこどもの場合、ASDの特徴である「こだわり」に対する支援にも工夫が必要です。「勝ち負けにこだわる」「武器や〝殺す〟等へのこだわり」「特定の音をこだわって嫌がる（知覚異常）」等です。これもそのこだわっているものに認知の焦点化が起こっているからです。嫌な感情を紛らわせたいために自分が好きなグッズにこだわり、こだわるほど知識が増えて、さらにこだわりが増幅されます。愛着障害の特徴から、「自己高揚」タイプのこどもは、自己評価を高めたいための「優位性への渇望」から〝勝ち〟にこだわります。

こうした場合、「それはだめ」とこだわりを否定するほど、そのこだわりは強くなります。「だめ」と言われたことで、そのこだわりに対する認知の焦点化をさらに昂進させ、「だめ」と否定されたことで嫌な感情が増幅されるからです。

ここでも「認知を逸らす支援」を実施します。例えば、〝勝ち〟にこだわるこどもは、「審判」の役割に誘ってみます。審判の役は少数のこどもしか担当できないものですから、「これはこの競技が得意なあなたにしか任せられない重要な役割だよ」と価値が高いことを強調することで、「優位性への渇望」にも対応できます。また、武器等の危険なモノへのこだわりが強いことに対しても、そのこどもが得意なことはほかにもあるはずですから、武器等の危険なモノの知識以外のこどものよさに気づき、それを認めることが大切です。そしてここでも、「あなたにはこの役割を期待している」という、「役割付与支援」が効果的です。その危険なモノの知識があることを認めつつ、「これをよく知ってるあなたはこんなふうに使わない、こう使うものだということも知ってるよね」と確認しつづけるのも大切です。

怪我の治療で「絆創膏やテープでは嫌だ、包帯や木で固定してほしい」とこだわるこどもがいました。このとき、「それはできない」と否定したり、「特別扱いはできない」と拒絶すると、嫌な感情をよけいに増幅させ、こどもの地位低下を宣言しているように受け止められます。こうした場合、こだわりそのものをすり替える支援も効果的です。「あなたが望んでいるようにしっかり固定するには、この特別テープが効果的だよ」と何でもないテープの価値をこだわりの方向で高めて勧めたり、「先生はテープでしっかり固定する名人なんだ」と固定術の価値を高める等、こだわりを認めた上で、そのこだわりを実現するには他の方法もあることを提案するのです。これは、その認知を否定するのではなく、その認知を認めながら許容範囲を広げる「認知スコープ支援（認知を広げる支援）」にあたります。

気になる具体的行動への対応のパターン

最後に、よく起こる気になる行動に対して、どのような対応が不適切で、どのような対応が望ましいか、表（次ページ）にまとめてみました。まず「こどもの行動」の欄を見て、どのような対応が適切か不適切か、みなさん自身も考えてみてください。

以前、訪問した学校で、こんなエピソードがありました。

自分がしたことを絶対認めないこどもに、「ちょっと、お客さんに出す水の味見をして」と声をかけたそうです。その学校を訪問する予定の筆者を引き合いに出した〝とっておきの役割〟に認知を逸らした支援と言えるでしょう。その後、そのこどもは、落ち着きを取り戻し、自分のしたことをしっかり振り返ることができたとのことです。「役割付与支援」と「認知を逸らす支援」がうまくミックスし、有効な支援になった例です。

気になる具体的行動への不適切な対応と適切な対応

こどもの行動	不適切な対応	適切な対応
①プリント学習のときに、そのプリントを投げる。	投げ飛ばしたプリントを元に戻して、「さあ、やりなさい」という対応。↓何度もこうした対応をすると、こどもを怒らせることにつながる。	(今、そのプリントをしたくないので投げたわけだから)「教科書、見て」と別の行動に先手で誘う。それがいきなりは難しい場合は、別のものにまず「認知を逸らす支援」を割り込ませる。
②落書きしていたのを注意しても、したことを認めない。	真正面から、絶対「やった」と認めさせようとする対応。	落書きが上手な場合は、「そりゃそうと、この前の展覧会の絵、上手だったよね」と、評価されやすい描画行動に認知を逸らす。落書きが下手な場合は、「ほら、虫がいる！」とまったく違う話題に認知を逸らす。
③「昼休み、バレーボールできる？」と、できないことを聞かれる。	「できない」と全面否定する。 「さあ、わからない」とはぐらかす。	できる時間があるなら「放課後できるよ」と逸らす。「昼休みは先生とドッジボールしよう」と別の行動に誘って逸らす。
④廊下に寝転んで、教室に入ろうとしない。	引きずってでも教室に連れて行く。 そのまま放置する。 「教室に戻ろう」と働きかける。	「図書室に本、運んで！」と役割を与えて、そこを移動する理由を明示する。↓「認知を逸らす支援」「感情ラベリング支援」「役割付与支援」として効果的。

おわりに

愛着の問題を抱えるこどもにかかわる現場の人たちに、いかにしてわかりやすく愛着の問題について理解していただき、支援に活かしてもらえるか。愛着障害への支援の必要性に駆られ、日々、現場を走りまわりながら、このことを考え続けてきました。『月刊学校教育相談』に「『愛着』の視点を支援とかかわりに」を連載し（二〇一七年四月号～二〇一八年三月号）、それをベースに加筆修正して一冊の本として結実したことに、大きな感慨を覚えます。

発達障害ととらえられているこどものなかに、「愛着の問題を抱える」という視点でとらえ直すことで、その子の抱えている問題がクリアに見えてくることがある――最初に持った問題意識がこれでした。

この認識は、現場でこどもにかかわっている人ほど感じることができるものです。私はこどもたちが日々を過ごしている現場を大事にし、いつも現場に足を運んできました。現場の問題意識を掘り起こしてきたことが、この認識につながったのでしょう。逆に言えば、こどもたちと日頃の行動を共有していない人には感じることのできない問題意識だと思います。

これは発達障害の専門家だけでなく、愛着の専門家にも言えることです。目の前のこどもが抱えている問題に目を背け、古い愛着理論に固執する姿勢では、現代のこどもたちの愛着の問題にアプローチすることはできません。だからこそ、私は「支援に活かせる」ように、愛着のとらえ方を修正してきました。そして、現場で愛着の支援をわかりやすく実行してもらうために、「愛情の器」モデルを構築し、支援に活かしてきたのです。「愛着に愛情は関係ない」という古い愛着理論に依拠していては、現実の愛着障害の支援は成功しないと考えています。
大切なのは「現場の意識」を持ち続けること。そこでのこどもの困り感、支援している親や先生方の困り感に寄り添うことです。この「寄り添う」という立ち位置は、愛着の支援でもとても大切です。不用意にこどもといきなり「向き合わない」こと。まず同じ方向を向いて、そばに「寄り添う」ことが大切なのです。これからも現場に寄り添い、愛着の問題に寄り添いながら支援していきたいと思っています。
残念ながら、今後ますます、愛着の問題は大きな問題になっていくと思われます。本書が現場での支援のお役に立てれば、これに勝る喜びはありません。

二〇一八年五月

米澤　好史

【参考文献】

米澤好史　2015a「『愛情の器』モデルに基づく愛着修復プログラムによる支援―愛着障害・愛着の問題を抱えるこどもへの支援」『臨床発達心理実践研究』10(1)　41-45
米澤好史　2015b『発達障害・愛着障害　現場で正しくこどもを理解し、こどもに合った支援をする「愛情の器」モデルに基づく愛着修復プログラム』福村出版
米澤好史　2016「愛着障害・愛着の問題を抱えるこどもの理解と支援―愛着の問題のアセスメントと『愛情の器』モデルに基づく愛着修復プログラムによる支援」『日本学校心理士会年報』8　17-28
米澤好史　2017「愛着修復プログラムの実践―愛着障害・発達障害への支援」『臨床発達心理士　わかりやすい資格案内〔第3版〕』学会連合資格「臨床発達心理士」認定機構〔編〕金子書房　91-93
米澤好史〔編著〕2018『愛着関係の発達の理論と支援』金子書房（近刊）

〈著者紹介〉
米澤 好史（よねざわ よしふみ）
和歌山大学教育学部教授
臨床発達心理士スーパーバイザー　学校心理士スーパーバイザー
上級教育カウンセラー　ガイダンスカウンセラー・スーパーバイザー

専門は臨床発達心理学・実践教育心理学（こどもの理解と発達支援・学習支援・人間関係支援・子育て支援）。赤ちゃんから大人までのトータルな発達支援と現場主義をモットーに、学校園所等のこどもの現場に直接出向いて助言・支援しています。

日本教育カウンセリング学会理事、日本教育カウンセラー協会評議員、日本教育実践学会理事、「教育実践学研究」編集委員、日本思春期学会理事、日本学校心理士会幹事、日本臨床発達心理士会理事、「臨床発達心理実践研究」編集委員、日本発達支援学会「発達支援学研究」編集委員、日本教授学習心理学会「教授学習心理学」編集委員、関西心理学会役員（委員）、日本臨床発達心理士会大阪・和歌山支部副支部長、和歌山県教育カウンセラー協会会長。

[主な著書]
『発達障害・愛着障害 現場で正しくこどもを理解し、こどもに合った支援をする 「愛情の器」モデルに基づく愛着修復プログラム』（著）福村出版、2015年
『愛着関係の発達の理論と支援（シリーズ 支援のための発達心理学）』（編著）金子書房、2019年
『愛着障害・愛着の問題を抱えるこどもをどう理解し、どう支援するか？―アセスメントと具体的支援のポイント51』（著）福村出版、2019年
『事例でわかる！ 愛着障害―現場で活かせる理論と支援を』（著）ほんの森出版、2020年
『速解チャート付き 教師とSCのためのカウンセリング・テクニック3 特別支援と愛着の問題に生かすカウンセリング』（共編著）ぎょうせい、2022年
『愛着障害は何歳からでも必ず修復できる』（著）合同出版、2022年
『特別支援教育　通常の学級で行う「愛着障害」サポート―発達や愛着に問題を抱えたこどもたちへの理解と支援』（共著）明治図書出版、2022年
『発達障害？ グレーゾーン？ こどもへの接し方に悩んだら読む本』（著）フォレスト出版、2023年
『愛着アセスメントツール―4つのステップで愛着の問題を分析し個別の支援に活かす』（著）合同出版、2024年

やさしくわかる！ 愛着障害
理解を深め、支援の基本を押さえる

2018年7月20日　初　版　発行
2025年5月20日　第10版　発行

著　者　米澤好史
発行人　小林敏史
発行所　ほんの森出版株式会社
〒145-0062　東京都大田区北千束3-16-11
TEL 03-5754-3346　FAX 03-5918-8146
https：//www.honnomori.co.jp

印刷・製本所　研友社印刷株式会社

　ISBN978-4-86614-109-1　C3011